Mamá que redime

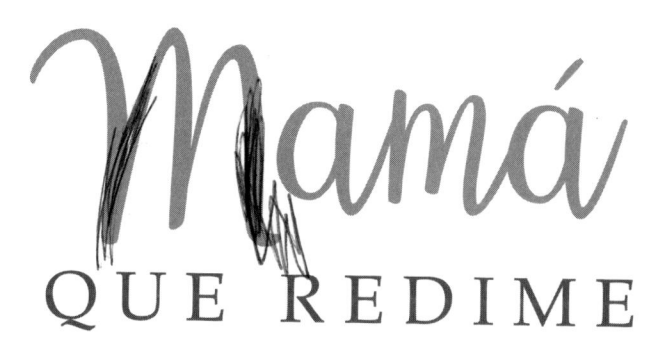

ORACIONES CON PROPÓSITO PARA
TU RECIÉN NACIDO

KATHERINE HAGER

Mamá Que Redime: Oraciones con propósito para tu recién nacido
© 2020 Katherine Hager
EquippedMama.com

Todos los derechos reservados. Ninguna parte de esta publicación puede reproducirse o transmitirse con fines comerciales sin el permiso por escrito del editor, excepto para citas breves en revisiones impresas.

ISBN: 978-1-7341581-2-0

A menos que se indique lo contrario, todas las citas bíblicas fueron tomadas de la versión Nueva Biblia de las Américas (NBLA) © 2005 por The Lockman Foundation. Todos los derechos reservados.
Citas bíblicas marcadas (NTV) fueron tomadas de La Santa Biblia, Nueva Traducción Viviente, © Tyndale House Foundation, 2010. Todos los derechos reservados.
Citas bíblicas marcadas (NVI) fueron tomadas de Santa Biblia, Nueva Versión Internacional © 1999, 2015 por Biblica, Inc.®, Todos los derechos reservados.

Diseño de libro y portada por Becky's Graphic Design, LLC
BeckysGraphicDesign.com

Traducido por Ms. Doris Marin de Pros Outsourcing Group
ProsOutsourcingGroup.com

Impreso en los Estados Unidos de América

This book is also available in English.
For more information, contact the author at EquippedMama.com or find it on Amazon.com.

DEDICATORIA

Para mi bella hija, Zoe Mae, quien ha inculcado en mi la necesidad de orar.

A mi maravilloso esposo, Jonathan, por sus fieles oraciones, constante apoyo y entusiasmo incansable en este trabajo.

A mi ejército de guerreros de oración: Chris y Carol Arch, Stephen y Patricia Hager, Jim y Lori Davis, David y Barbara Hackmann, y Sara Hess; que su legado de constante oración continúe.

Al que escribió mi historia de vida y me redimió de mi misma; mi eterna gratitud y alabanza.

Agradecimiento especial a mi amiga Daniela Rodriguez Romero por toda su ayuda.

INDICE

Introducción
Confesiones Del Corazón De Una Mamá	VII
Salmos De Oración: Modelo De Oraciones	X
¿Qué Cuesta? El Valor De Orar Por Nuestros Hijos	XII
Como Usar Este Libro	XIV

Semana Uno
Bendecida: Acción De Gracias	3
Representada: Adoración	7
Perdonada: Confesión	11
Radíante: Adoración	18
Compasiva: Acción De Gracias	22
Fuente: Súplica	26
Justa: Acción De Gracias	30

Semana Dos
Abrumada: Confesión	37
Futuro: Súplica	41
Amante: Adoración	45
Plena: Acción De Gracias	49
Naturaleza: Confesión	53
Dependiente: Súplica	57
Descanso: Adoración	62

Semana Tres
Refugio: Acción De Gracias	69
Recurso: Confesión	73
Atada: Súplica	78
Obra Maestra: Adoración	82
Expresar: Acción De Gracias	87
Temor: Confesión	91
Resolución: Súplica	95

Semana Cuatro

Fiel: Acción De Gracias	103
Deseo: Confesión	107
Inversión: Súplica	111
Indescriptible: Adoración	116
Sostenida: Acción De Gracias	121
Cubrir Mi Boca: Confesión	125
Obediencia: Súplica	129

Semana Cinco

Hogar: Acción De Gracias	137
Resonar: Adoración	142
Reconstruir: Confesión	146
Santo: Adoración	151
Defendida: Acción De Gracias	157
Gobernada: Súplica	161
Limpia: Confesión	165

Semana Seis

Enviada: Súplica	171
Restaurada: Confesión	175
Testificar: Acción De Gracias	180
Lastimada: Confesión	184
Habitar: Adoración	189
Llamada: Adoración	193
Legado: Súplica	198

¿Ahora qué?

193

Notas Finales

195

Introducción

CONFESIONES DEL CORAZÓN DE UNA MAMÁ

Se terminó.

Miré a mi hermosa hija que dormía. Normalmente, su estado de sueño como de un querubín hubiese llenado mi corazón de sentimientos de felicidad, pero esa noche un sentimiento de tristeza me invadió mientras observaba sus largas pestañas suavemente cerradas y sus labios cerrados en un estupor de ensueño. Dejé su biberón vacío, crucé la casa de puntillas, la puse en su cama y deslice su sabana morada clara sobre sus piernas y pancita.

Mi pequeña hija estaba destetada.

Durante los once meses anteriores, había luchado contra el dolor, vergüenza y muchas lágrimas (de ella y mías) y exitosamente había amamantado a mi primera hija. Y ahora ella había terminado. No fue que estuviese triste de ver a mi hija crecer y progresar con alimentos sólidos y su biberón, pero había algo tan especial en ser necesitada de una manera tan íntima y tangible. Yo cargué a esta pequeña niña, sentí sus patadas, crecí con ella y la ayude a entrar a este mundo. La alimenté desde mi propio cuerpo y ahora ya no me necesitaba de esta manera.

Durante los meses que pasé amamantando a mi hija, me di cuenta que yo, como otras madres jóvenes, había recibido un regalo muy especial. Había dado varias horas cada día donde me podía sentar calladamente con mi hija, establecer un vínculo con ella y ayudarla a crecer. Con tantas ocupaciones, esta oportunidad me ayudó a desacelerar y disfrutar de los momentos especiales y tiernos de los primeros meses de su vida.

De repente, lamenté mí tiempo perdido. No lamentaba el haber amamantado a mi hija, no lo hice. Tampoco me arrepentí de darle formula a mi hija cuando mi suministro no era suficiente. Lo que si lamenté fue la forma que desperdicié esas horas tan preciadas que se me habían concedido. De vez en cuando, pasaba momentos breves durante esas largas horas orando o leyendo mi Biblia. Sin embargo, más a menudo, me dormía o me encontraba involucrada en pasatiempos sin sentido, revisando las redes sociales o comprando en línea. Cuando vi cerrar este capítulo de la vida de mi hija, lloré por la oportunidad perdida.

Al considerar las tareas maternas, he descubierto que estoy atrapada en los quehaceres. Estos son interminables.

- Limpiar la casa
- Lavar los platos
- Leer los libros
- Hacer citas médicas
- Ir a tiempos de lecturas

INTRODUCCIÓN

¡De alguna manera, cuidar a una persona pequeña puede ser tan agotador!

Sin embargo, creo que cualquiera puede hacer las tareas requeridas para criar a un niño. De hecho, gran parte de lo que hago a diario puede ser fácilmente realizado por una sirvienta o niñera. Entonces comencé a preguntarme, "¿cuál es mi llamado como madre?" Si digo que soy llamada para criar a mis pequeños, ¿qué me hace diferente de una cuidadora? Quizás tú has considerado la misma pregunta: ¿qué hace tu rol de madre único? Al reflexionar sobre estas preguntas, he agregado otra a mi lista: ¿qué puedo hacer yo para impactar a mis hijos eternamente?

La respuesta a cada una de estas preguntas puede iniciar desde el primer día que amamantamos a nuestros bebés. Ya sea que elijas dar el biberón o amamantar, tienes la oportunidad de sentarte silenciosamente con tu bebé de seis a ocho (¡quizás más!) veces cada día y dejar de hacerlo. Si estos breves momentos se rescatan por aquello que tiene valor, este tiempo puede establecer la tonalidad para el resto de nuestro viaje de crianza.

¿Cómo? Orando.

Exploraremos una selección de pasajes de los Salmos que ofrece una gran cantidad de ejemplos de cómo orar por nuestros hijos. Consideraremos a quien le oramos y el valor intrínseco de orar por nuestros hijos.

Si tú te comprometes a hacer de esto una prioridad en tu vida, tu rol de mamá será incalculable.

Entonces, no pierdas esta oportunidad.

Las oraciones que ofreces por tus hijos no tienen precio.

SALMOS DE ORACIÓN: MODELO DE ORACIONES

¿Alguna vez has estado en un restaurante o en el supermercado cuando una fuerte y molesta canción sale de los altavoces? Aunque no te guste la canción, es contagiosa y al momento que estas pagando tu cuenta o cargando tus compras en tu vehículo, ya estas tarareando junto con el estribillo de la canción.

Al parecer tengo esa tendencia y a menudo me encuentro cantando música de vestíbulos sin pensar que la letra no sea la que yo quiera que llene mi corazón.

Los Salmos sugieren la importancia de "fijar" canciones en nuestros corazones y mentes y quizás lo más bello de todo, escucharlas ser repetidas en boca de nuestros pequeños. De hecho, Salmos 8:2 dice:

De la boca de los niños y de los que maman, fundaste la fortaleza, a causa de tus enemigos, para hacer callar al enemigo y al vengativo.

¡Que pensamiento!—Dios recibe alabanza de la boca de nuestros preciosos hijos!

INTRODUCCIÓN

Quizás tal idea parece completamente descabellada. Tal vez tu hijo parezca solamente capaz de gritar y el silencio sería mucho más apreciado que hablar cualquier cosa! Si en este momento de la maternidad, estas esperando solamente llegar al final del día, permite que los Salmos sean tu lugar de refrigerio, además de brindarte modelos de oraciones. Tus hijos posiblemente no estén haciendo hermosos ruidos, pero a medida que aprendas a orar en sintonía con el corazón del Señor, quizás tus hijos encuentren tu canto pegajoso.

Para este viaje de oración, estaremos trabajando a través de cuarenta y dos Salmos. Uno de los principales escritores de los Salmos, el Rey David de Israel, es referido como un "hombre conforme al corazón de Dios" (1 Samuel 13:14, NVI). Sin embargo, si estudias su vida, te das cuenta que estaba lejos de ser sin pecado. ¡Eso debería de ser un aliento para nosotros!

Su vida estaba llena de fallas; él estaba sucio y quebrantado. ¿Qué entonces lo convirtió en un hombre conforme al corazón de Dios?

Creo que los Salmos responden esta pregunta.

Los Salmos son una colección de bellos cantos escritos para el Señor y fácilmente convertidos en oraciones personales. La escritura de David encierra todas las categorías de oración: adoración, confesión, acción de gracias y súplica. Más que eso, él lleva su corazón y parece entender los atributos y carácter de Dios. Si bien su vida no está ausente de pecado, su corazón está claramente enfocado en complacerlo.

¿Quién no querría modelar las oraciones de este hombre?

Es por eso que he seleccionado una colección de Salmos como base para oraciones y meditaciones. Quizás mientras disfrutas de estos Salmos, tu corazón modele alabanzas que también tu hijo pronto cantará.

¿QUÉ CUESTA? EL VALOR DE ORAR POR NUESTROS HIJOS

Efesios 5:15-16 encierra el significado de ser una mamá de oración:

Por tanto, tengan cuidado cómo andan; no como insensatos sino como sabios, aprovechando bien el tiempo, porque los días son malos.

No toma mucho tiempo darnos cuenta que el mundo en el que vivimos esta fracturado. Ataques terroristas, solevantamiento del gobierno, violencia y abuso se han hecho tan comunes que muchas personas tratan de ignorarlos por completo. Los niños son educados sobre ideas y conceptos que nunca imaginamos necesarios a edades que nunca imaginamos apropiadas. Muchas personas tuercen sus brazos y desacreditan el estado de nuestro mundo o buscan al gobierno para solucionar los problemas.

Sin embargo, los desafíos en nuestro mundo, no pueden ser resultsos por leyes, acuerdos de paz o campañas.

INTRODUCCIÓN

Nuestro mundo sufre bajo el peso aplastante del pecado y cada persona puede ser liberada de su propio corazón pecaminoso confiando en el Señor Jesús para salvarlos.

Siendo conscientes entonces, del mundo malvado en el que vivimos, ¿cómo preparamos a nuestros hijos para interactuar con la sociedad de una forma que agrade al Señor? ¿Cómo los preparamos para los desafíos que sabemos que les esperan?

Inicia ahora mamás. Rescaten el tiempo.

En la Biblia, la palabra griega traducida como la frase "aprovechar al máximo" también se puede traducir "para redimir" y literalmente significa "rescatar o comprar". Orar por tus hijos es una oportunidad para que puedas comprar tiempo valioso e invertir en el futuro de ellos. Con el auge de la tecnología y redes sociales, nuestra generación ha perdido el enfoque con respecto a cómo pasamos nuestro tiempo. Mientras compramos en línea o miramos televisión, dejamos pasar las horas. Aunque no hay nada inherentemente malo en pasar tiempo en estas actividades, nuestro papel como padres no nos permite ser pasivos con la forma en que pasamos nuestro tiempo.

- Su tiempo con su hijo es corto
- Los días son malos
- El mundo quiere moldear a tu pequeño a su propia imagen
- El maligno quiere el corazón de tu hijo

Entonces, ¿cómo redimimos el tiempo? Creo que la

manera más importante es crecer en tu relación personal con el Señor y cultivar una vida profunda de oración para tus hijos.

Invierte en su futuro con oración, con la misma intensidad que lo harías con su plan 529. Si aún no lo ha hecho, permita que este sea un punto de partida para ese viaje.

COMO USAR ESTE LIBRO

Este libro es simplemente una herramienta.

Cada uno de estos capítulos es una oportunidad única para guiar tus pensamientos mientras alimentas a tu pequeño. Es mi deseo que este libro le proporcione el ímpetu para redimir diariamente el tiempo de una de sus sesiones de alimentación y lo ayude a invertir en el futuro espiritual de su hijo ahora mismo!

Cada porción es pequeña para que puedas terminar un capitulo en el tiempo que te toma llenar la pancita de tu niño. Hay cuarenta y dos oportunidades de oración, así que si estas de baja por maternidad espero que puedas establecer un patrón de oración antes de regresar al trabajo. Si eres mamá que se queda en casa, espero que este libro te anime a disciplinarte y hacer de la oración una prioridad antes de iniciar tu carga de responsabilidades.

Para aprovechar al máximo cada capítulo, tómese unos minutos para leer las Escrituras y los comentarios. Si

INTRODUCCIÓN

tienes prisa, enfoca tu atención en las Escrituras y lee rápido el resto. Al final de cada capítulo hay una breve oración; Estas oraciones son para ayudarte a comenzar a practicar la oración. Si no oras con frecuencia, considera usar estas sugerencias como oraciones modelo. Si prefieres crear tus propias oraciones, ¡por favor hazlo! Esto es para tu crecimiento y el de tu hijo. Algunas de estas oraciones están dirigidas a las necesidades de tu hijo, pero otras son para ti. Espero que estas oraciones sean una oportunidad para que tu alma sea ministrada durante una temporada de transición y cambio.

Toma en cuenta que todas las oraciones se dividen en una de cuatro categorías: adoración, confesión, acción de gracias y súplica. Estas etiquetas son meramente una guía para hacerte saber cuál será el enfoque del capítulo. Adoración es un enfoque en el Señor, alabándole por algún aspecto de Su carácter. Confesión es una oportunidad para admitir nuestros fracasos y pedirle ayuda al Señor para no vivir en esos pecados. Acción de Gracias es un tiempo de gratitud, donde expresas tu gozo por algo que el Señor ha hecho por ti. Finalmente, la súplica es una oportunidad para llevar las preocupaciones de tu vida al Señor y pedirle Su intervención. Espero que al orar a través de estas categorías, los cuatro componentes se solidifiquen en tu vida de oración personal.

Al iniciar, considera escribir una lista de oración para tu hijo y ubícala en un lugar prominente para que recuerdes levantarlos en oración. Te animo a que seas específica, pensando exactamente que te gustaría verlos hacer o cómo se verían sus vidas. Considere qué desafíos podrían enfrentar en sus vidas y ora por ellos.

¿Tienes una niña pequeña? Ora para que ella vea su belleza como la ve el Señor. Muchas señoritas luchan con problemas de imagen corporal.

¿Tienes un niño pequeño? Ora para que sea un líder fuerte y luche por la pureza sexual toda su vida.

¿Tu hijo será educado en escuela pública? Ore para que defiendan su fe, incluso si no es popular.

¿Educarás a tu hijo en casa? Ora para que se lleve bien con sus hermanos, independientemente de las horas que pasen juntos.

¡No te olvides de orar por su salvación, así como por su desarrollo físico y emocional!

Finalmente, trata de no completar este devocional como una tarea. Mi esposo bromea diciendo que debido a que soy una creadora de listas puse "escribir lista" en mis tareas del día. Si eres una creadora de listas, lo entiendes. Si no, probablemente te estés riendo en este momento. El punto es, trata de no hacer que el tiempo de oración sea algo que solo estás marcando. Si se siente como otra tarea más en tu ya pesada lista de responsabilidades, ora para que el Señor cambie tu perspectiva y que veas el valor y la

INTRODUCCIÓN

necesidad de tú papel como una mamá que ora.

¿Estás lista? Empecemos.

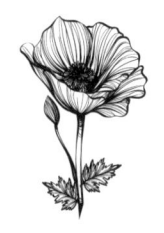

Semana Uno

"Nadie tiene un amor mayor que este: que uno dé su vida por sus amigos."

JUAN 15:13

Día Uno

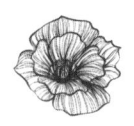

BENDECIDA: ACCIÓN DE GRACIAS

SALMOS 113:5-9

¿Quién es como el Señor nuestro Dios, Que está sentado en las alturas, Que se humilla para mirar Lo que hay en el cielo y en la tierra? Él levanta al pobre del polvo, Y al necesitado saca del muladar, Para sentarlos con príncipes, Con los príncipes de Su pueblo. Hace habitar en casa a la mujer estéril, Gozosa de ser madre de hijos. ¡Aleluya!

Tal vez estés muy consciente de que el nacimiento de tu hijo fue un milagro. Especialmente para aquellos que luchan con la infertilidad, la concepción es un evento que vale la pena celebrar. Muchos conocen muy bien la angustia de querer tener un hijo y que ese deseo no se haya cumplido.

Tal fue la experiencia de una mujer llamada Ana (si tienes algo de tiempo extra, puedes leer su historia en 1 Samuel 1-2). A pesar que tenía un esposo amoroso, ella no podía tener hijos, y la otra esposa de su esposo tenía muchos. Para agudizar este dolor, esta otra esposa constantemente molestaba a Ana, haciendo que el peso de su infertilidad fuera una carga más pesada. Este trabajo emocional a menudo llegó a un punto crítico durante el tiempo de adoración anual de la familia, cuando Ana estaba tan ultrajada por su rival que solía llorar y rechazar la comida. Durante uno de los momentos más especiales de su año familiar, Ana era recordada constantemente de su incapacidad para cumplir su profundo deseo de tener hijos.

En una ocasión, Ana se fue de la celebración familiar y fue a orar. Ella le rogó al Señor por un hijo varón y prometió dedicarlo al servicio del Señor por toda su vida. Primera Samuel 1:19 dice que "el Señor se acordó de ella" y Ana pudo concebir y dar a luz un hijo. Fiel a su promesa, Ana, al momento de destetar a su hijo, lo llevó al templo y lo dedicó al Señor. Luego dejó a su pequeño hijo al cuidado de los sacerdotes, y él sirvió ante el

SEMANA UNO: DÍA UNO

Señor por el resto de sus días. Dentro de este contexto, Ana ofrece una canción de alabanza, una que suena con algunas de las mismas ofrendas que el salmo de arriba.

No hay santo como el Señor; En verdad, no hay otro fuera de Ti, ni hay roca como nuestro Dios. Los que estaban saciados se alquilan por pan, Y dejan de tener hambre los que estaban hambrientos. Aun la estéril da a luz a siete, Pero la que tiene muchos hijos desfallece. Levanta del polvo al pobre, Del muladar levanta al necesitado para hacerlos sentar con los príncipes, Y heredar un sitio de honor; Pues las columnas de la tierra son del Señor, Y sobre ellas ha colocado el mundo. (1 Samuel 2:2,5,8)

La repetición indica importancia, y el concepto de que el Señor es el que otorga hijos se encuentra en toda la Escritura (Génesis 25:21, Génesis 29: 31, Génesis 30:22, Rut 4:13, 1 Samuel 2:21). ¿Qué conocimiento práctico podemos aprender de esta verdad básica del Señor que otorga hijos, en lo que respecta a este salmo y la oración de Ana?

Si el Señor te ha dado un hijo a través del embarazo o la adopción, eres bendecida. Puede sonar trillado, pero tu pequeño es un regalo precioso, y el Señor ha elegido tu hogar para que ahí sea criado. Independientemente de lo inadecuado que sientas que eres para criarlos; eres la persona perfecta para el trabajo. Sin embargo, de ninguna manera estás sola en esta tarea. Estás empoderada por el Señor, el que concede la vida y quien llena nuestra vida con cosas buenas.

¿Quién más es grande y exaltado, pero se inclina para escuchar nuestros problemas? ¿Quién más levanta a los desanimados de sus lugares bajos? El mismo Señor que te ha bendecido con tu hijo atiende tus necesidades y escucha tu corazón. ¡Alaba al Señor!

En esta temporada, asegúrate de agradecer al Señor por el pequeño que Él te ha dado. Abrázalos y recuérdales que son un regalo y que tú, como su mamá, eres bendecida.

Padre misericordioso

¿Quién soy yo para que llenes mi vida de tanta bondad? Muchas gracias por darme este pequeño. (Inserte el nombre del niño) es un regalo tan precioso de tu parte, y me siento tan honrada de que me los confíe para criarlos. Gracias por su vida y gracias por los planes que tienes para ellos. Por favor, ayúdame a caminar humildemente consciente de mi necesidad de ti todos los días mientras me esfuerzo por criarlos de una manera que te agrade. Por favor, fortaléceme con tu Espíritu Santo para ser el tipo de madre que me has llamado a ser.

En el nombre de Jesús, Amén.

Día Dos

REPRESENTADA: ADORACIÓN

SALMOS 96:1-9

Canten al Señor un cántico nuevo; Canten al Señor, toda la tierra. Canten al Señor, bendigan Su nombre; Proclamen de día en día las buenas nuevas de Su salvación. Cuenten Su gloria entre las naciones, Sus maravillas entre todos los pueblos. Porque grande es el Señor, y muy digno de ser alabado; Temible es Él sobre todos los dioses. Porque todos los dioses de los pueblos son ídolos, Pero el Señor hizo los cielos. Gloria y majestad están delante de Él; Poder y hermosura en Su santuario. Den al Señor, oh familias de los pueblos, Den al Señor gloria y poder. Den al Señor la gloria debida a Su nombre; Traigan ofrenda y entren en Sus atrios. Adoren al Señor en vestiduras santas; Tiemblen ante Su presencia, toda la tierra.

¿Alguna vez has notado cómo los medios, independientemente si se trata de películas, redes sociales, comerciales de seguros o revistas, a menudo retratan a los papás bajo una luz claramente inferior a las mamás? Con frecuencia, la historia es más o menos así: mamá ha regresado al trabajo o está fuera en una noche de chicas y papá queda solo a cargo del niño. Después de asegurar que todo está bien, papá se queda solo con el niño. En menos de un minuto que lleva papá ocupándose del cuidado el niño, tiene el dilema que de alguna manera no tiene las habilidades para resolver ciertos problemas. Después de varios intentos fallidos en tratar de resolver la situación, papá se da por vencido y mamá al regresar de su salida, inmedíatamente regresa el orden a casa.

Si bien estas anécdotas son humorísticas y muchas veces gratificantes para las madres, siempre refuerzan la imagen de la madre al destruir la del padre. De repente, los empresarios, electricistas, vendedores, profesionales médicos e ingenieros no pueden desenroscar un vasito para bebé o poner el pañal al niño. Si tu esposo o tu pareja fueron representados de una forma poco halagadora, espero sinceramente que defiendas rápidamente su inteligencia y competencias. Por amor a él, rápidamente resaltarías sus cualidades positivas e intencionalmente desviarías la atención a sus debilidades.

De manera similar, como madres que decimos amar

a Dios, debemos tener cuidado de representarlo de manera verdadera ante nuestros hijos.

No es que el Señor tenga fallas que se deben cubrir, sino que muchas personas pretenden mostrar un concepto defectuoso de quién Él es. Las personas afirman que Dios ama y acepta todos los estilos de vida. Algunos reafirman que Dios puede estar complacido a través del comportamiento moral. Otros viven en ambigüedad hacia Dios, asumiendo que Él existe pero en una relación distante y desinteresada para sus vidas. Si bien hay innumerables percepciones de quién es Dios, la mayoría están lejos de la verdad y tienen implicaciones profundamente negativas para nuestra vida personal. ¿Cómo entonces sabemos cómo es Dios realmente?

La naturaleza de Dios se revela en las Escrituras, por lo que para conocer a Dios debemos saber lo que las Escrituras dicen acerca de Él.

En este salmo aprendemos que Dios es conocedor. Ha hecho cosas asombrosas que merecen ser contadas. Él es grande. Es digno de alabanza. Él es el creador del espacio que separa la tierra de los cielos. Está rodeado de esplendor. Su santuario está firmemente establecido; No está amenazado por impostores. Piensa en estas cosas. Estas son afirmaciones que vale la pena considerar.

Si crees que estas cosas son ciertas, entonces sirves a un gran Dios. Si crees que Él es grande, podrás traerle tus mayores problemas y preocupaciones en oración.

Si entiendes que Él es digno de alabanza, entonces estarás dispuesto a hablar de su gloria. Si crees que Él está rodeado de esplendor y firmemente establecido en su santuario, entonces querrás advertir a aquellos que no lo adoran que Él es Dios.

Al criar a tu pequeño, piensa cómo representas a Dios para ellos. Si no lo representas bien, no cambiará quién Él es. Si hablas verdad sobre el Señor, puedes experimentar la mayor alegría en la maternidad: guiar a tu hijo a comprender su necesidad de un Salvador.

Gracias Padre por quien eres. Eres increíble y digno de alabanza. No hay nadie más en la tierra que pueda demandar alabanza más que tú, ya que solo tú eres majestuoso y grandioso, y más impresionante que todos los demás. Permítame conocerte y representarte bien ante todos los que te buscan. Al criar a (ingrese el nombre del niño) por favor ayúdame a mostrarles la verdad de quién eres tú.

En el nombre de Jesús, Amén.

Día Tres

PERDONADA: CONFESIÓN

SALMOS 51:1-4, 8

Ten piedad de mí, oh Dios, conforme a Tu misericordia; Conforme a lo inmenso de Tu compasión, borra mis transgresiones. Lávame por completo de mi maldad, Y límpiame de mi pecado. Porque yo reconozco mis transgresiones, Y mi pecado está siempre delante de mí. Contra Ti, contra Ti solo he pecado, Y he hecho lo malo delante de Tus ojos, De manera que eres justo cuando hablas, Y sin reproche cuando juzgas. Hazme oír gozo y alegría, Haz que se regocijen los huesos que has quebrantado.

Antes de continuar con oraciones por nuestros pequeños y para nuestros propios corazones, es esencial que exploremos la verdad de nuestra necesidad de ser perdonados. El Salmo 51 es un maravilloso recordatorio de nuestra propia naturaleza pecaminosa y nuestra necesidad de la gracia del Señor. Todos necesitamos Su perdón y su purificación. Todos necesitamos el gran gozo de ser perdonados.

¿Por qué necesitamos que el Señor tenga misericordía de nosotros? Cada persona ha hecho cosas que sabemos que no deberíamos haber hecho. Desde pensar cosas equivocadas hasta tener motivaciones equivocadas para lastimar a las personas con nuestras acciones, todos hemos pecado. Este pecado nos hace completamente inaceptables para Dios y nos condena a la muerte eterna. Es la enfermedad de nuestros corazones.

La gente no siempre tuvo este problema. En el principio, Dios creó un mundo perfecto. Los residentes de esta tierra que iniciaba tenían un mandato: no comer la fruta de un árbol en el jardín en el que vivían (Génesis 2:16-17). Incluso antes del momento en que el primer hombre y mujer pecaron contra Dios al cometer una desobediencia deliberada (Génesis 3: 6), el plan de Dios para la redención ya estaba en marcha. Su pecado se extendió como un tumor maligno, afectando a sus innumerables descendientes y destruyendo su relación correcta con Dios.

SEMANA UNO: DÍA TRES

El único medio para corregir esta relación era tener un sustituto. Dios les dijo a Adán y Eva que si comían del fruto morirían (Génesis 2:17) y como la Palabra de Dios nos dice: "Porque la paga del pecado es muerte, pero la dádiva de Dios es vida eterna en Cristo Jesús Señor nuestro". (Romanos 6:23). El sistema de purificación del Antiguo Testamento preveía esta sustitución con un sacrificio de sangre ofrecido por la culpa del pueblo, así como por pecados específicos. Sangre y sacrificio se convirtieron en sinónimo con el pecado. Como dice en Hebreos 9:22, " Y según la ley, casi todo ha de ser purificado con sangre, y sin derramamiento de sangre no hay perdón". Si somos honestos en nuestra estimación de nosotros mismos, nosotros, con el escritor de este salmo, debemos reconocer nuestro pecado y aceptar que Dios es justo y correcto para condenarnos. Nuestro pecado es inevitable.

Sin embargo, hay esperanza para el máximo gozo de ser perdonado.

Dios Hijo, Jesús, fue enviado al mundo como un ser humano. El plan de redención de Dios era transferir al Hijo todos los pecados de la humanidad a través de Su muerte en la cruz. Su vida perfecta podría ser la sustitución de todas las nuestras, y Su muerte sin pecado pagaría por nuestros errores. "Porque también Cristo murió por los pecados una sola vez, el justo por los injustos, para llevarnos a Dios, muerto en la carne pero vivificado en el espíritu" (1 Pedro 3:18).

El sufrimiento de Jesús por nuestros pecados fue brutal (Mateo 27:11-51, Lucas 22:47-23:46) culminando con el golpe más devastador de todos, la separación de Dios el Padre.

En su momento de muerte, Jesús gritó: "Dios mío, Dios mío, ¿por qué me has abandonado? (Mateo 27:46b). En su sufrimiento más profundo, Jesús lamentó su pérdida de comunión con el Padre. Este sufrimiento y su muerte fueron Su sacrificio por nosotros.

Después de su muerte, Jesús resucitó de entre los muertos (Mateo 28:6, Marcos 16:6, Lucas 24:33-35, Juan 20:15-18) y se apareció a muchos testigos. Luego envió a sus discípulos con instrucciones para compartir cómo hacer las cosas bien con Él. Ahora a todos se nos ofrece esta oportunidad de tener una relación correcta con el Señor y experimentar Su perdón.

Primero debemos reconocer nuestra necesidad: necesitamos que Dios tenga misericordia de nosotros. Como dice en el libro de Romanos, "por cuanto todos pecaron y no alcanzan la gloria de Dios. Todos son justificados gratuitamente por Su gracia por medio de la redención que es en Cristo Jesús" (Romanos 3: 23-24).

Debemos reconocer que nada de lo que hagamos nos hará estar bien con Dios. Es solo por Su gracia y creyendo en la obra de su Hijo es que somos salvos. "Porque por gracia ustedes han sido salvados por medio de la fe, y esto no procede de ustedes, sino que es

SEMANA UNO: DÍA TRES

don de Dios; no por obras, para que nadie se gloríe" (Efesios 2:8-9).

Cada uno de nosotros debe tomar esta decisión por nosotros mismos. Debemos confesar nuestros pecados y creer en Su muerte en nuestro lugar. Como dice en el libro de Romanos, " que si confiesas con tu boca a Jesús por Señor, y crees en tu corazón que Dios lo resucitó de entre los muertos, serás salvo" (Romanos 10:9).

Si nunca has tomado la decisión de confesar tus pecados al Señor y creer en la obra de Jesús en la cruz para ser perdonado, ¡permite que este sea el momento en que lo hagas! Hay una oración simple a continuación para guiarte a través del proceso, pero no hay nada especial en estas palabras específicas. Tu sincera convicción en el sacrificio de Jesús y tu petición de perdón por tus pecados es lo que importa.

Si ya has tomado la decisión de confiar en el perdón de Jesús por tus pecados, considera comprometerte a orar constantemente para que tus hijos comprendan y acepten el perdón de Dios en sus vidas. Estas son las oraciones más importantes que puedes hacer, mamá.

Un Dios que te ama te ofrece la oportunidad de perdonarte. Como dice en Juan 15:13, "Nadie tiene un amor mayor que este: que uno dé su vida por sus amigos." Esas son buenas noticias.

MAMÁ QUE REDIME

Querido Dios, por tu gran amor, por favor ten misericordia de mí. Por favor, limpia mis actos rebeldes. Sé que he pecado y mis pecados me han separado de ti. Creo que la obra de Jesús en la cruz es la única forma en que mis pecados pueden ser perdonados. Te pido que perdones mis pecados y me permitas experimentar el gozo de ser perdonada. Sé que no tengo nada que pueda agregar a este perdón. Es solo a través de ti. Gracias por tu amor por mí, demostrado a través de Jesucristo.

En el nombre de Jesús, Amén.

Querido Señor, ten misericordia de mi hijo (inserta el nombre del niño). Permítales darse cuenta de que necesitan tu gran compasión; Necesitan tu amor leal. Por favor, abre sus ojos para que comprendan que necesitan tu perdón y gracia por sus pecados. Por favor, ayúdalos a reconocer su necesidad de un salvador, y oro para que confíen en la obra perfecta de Jesucristo para salvarlos de sus pecados. Gracias por tu obra en la cruz, ofreciéndonos a cada uno un camino al Padre.

En el nombre de Jesús, Amén.

SEMANA UNO: DÍA TRES

Nota: Si has hecho esta oración confesando tus pecados al Señor y creyendo en la obra de Jesucristo para el perdón de tus pecados, por favor busca ayuda para comprender cómo puedes crecer en tu camino de fe. Siempre puedes contactarte con el ministerio de equippedmama.com para compartir sus preguntas o comentarios.

Día Cuatro

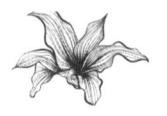

RADÍANTE: ADORACIÓN

SALMOS 34:1-6

Bendeciré al Señor en todo tiempo; Continuamente estará Su alabanza en mi boca. En el Señor se gloriará mi alma; Lo oirán los humildes y se regocijarán. Engrandezcan al Señor conmigo, Y exaltemos a una Su nombre. Busqué al Señor, y Él me respondió, Y me libró de todos mis temores. Los que a Él miraron, fueron iluminados; Sus rostros jamás serán avergonzados. Este pobre clamó, y el Señor le oyó, Y lo salvó de todas sus angustias.

SEMANA UNO: DÍA CUATRO

¿Alguna vez has conocido a un corredor de maratón? Si has pasado tiempo en el mundo de la carrera a distancia, probablemente hayas escuchado la broma de que no necesitas preguntarle a alguien si es corredor de maratón - ellos te lo dirán.

Quizás nunca hayas conocido a un feliz concursante de este evento, pero ¿te has encontrado con la orgullosa madre de un estudíante en la lista de honor? Si es así, es probable que la hayas escuchado hablar efusivamente de la destreza académica de su hijo ¿Qué tal un nuevo prometido? Probablemente hayas recibido un recuento increíblemente de los detalles de su compromiso. Independientemente del entorno, el principio es el mismo: las personas hablan con entusiasmo sobre lo que más les importa.

El Salmo 34 nos recuerda que como seguidores de Cristo y aspirantes a madres piadosas, debemos priorizar alabar al Señor. En este pasaje, el escritor menciona tres guías específicas para tener alabanzas significativas (aunque de ninguna manera se limita a estas tres). El salmista menciona alabar al Señor frecuentemente, diciendo que alabará al Señor en todo tiempo y continuamente. No solo alaba repetidamente, alaba específicamente para que le responda, y sea librado de sus miedos y para que lo salve de sus problemas. Finalmente, el escritor anima a alabar colectivamente, alentando al oyente varias veces a unirse a la adoración.

MAMÁ QUE REDIME

Estas instrucciones son muy simples y claras, pero hay un elemento vital de adoración que también se aborda en este pasaje que debemos practicar al alabar al Señor frente a nuestros pequeños. Nuestras caras. En el versículo cinco, el escritor declara: "Los que a Él miraron, fueron iluminados; Sus rostros jamás serán avergonzados". Otra traducción dice: "Los que buscan su ayuda estarán radíantes de alegría; ninguna sombra de vergüenza les oscurecerá el rostro" (Salmos 34:5, NTV).

Este semblante radíante trae a la mente otra ocasión en la Biblia donde un hombre estaba en la presencia de Dios y su rostro estaba radíante. Éxodo 34:29-35 describe el cambio físico que Moisés experimentó después de pasar mucho tiempo en la presencia del Señor. Después de recibir los Diez Mandamientos y ver pasar la presencia del Señor ante él, Moisés regresó con el pueblo de Israel. Él había estado en la cima del Monte Sinaí hablando con el Señor íntimamente, y cuando descendió de la montaña, "no se daba cuenta de que su rostro resplandecía porque había hablado con el Señor" (Éxodo 34:29b, NTV).

Si bien, las palabras originales utilizadas para radíante en estos versículos varían ligeramente, obtenemos la idea general. La apariencia física de Moisés cambio después de haber pasado tiempo en la presencia del Señor. Similarmente, el salmista escribe que aquellos que buscan al Señor lo reflejan en sus rostros. Su semblante lo dice todo: el gozo que tienen es claramente del Señor.

SEMANA UNO: DÍA CUATRO

¿Tu rostro sirve como un buen testimonio para tu pequeño? A medida que crecen, ¿tu comportamiento les dirá que pasas tiempo en la presencia de Dios? ¿Tu rostro está radíante por pasar tiempo con el Señor? Si no es así, tu alabanza continua, específica, e incluso colectiva puede no tener mucho peso. Quizás ahora es el tiempo de orar por un cambio. Practica sonreír y deja que tu rostro sea testigo del resplandor de Dios.

―――――――――

Dios Padre,

Gracias porque eres el Dios digno de toda alabanza. Gracias por liberarme de mis miedos y fracasos. Gracias porque los que buscan tu ayuda son felices y sus caras están radíantes de gozo. Permítame la gracia de poder modelar ese gozo para (inserte el nombre del niño) para que puedan llegar a conocer y comprender el poder transformador que solo tu puedes traer. Por favor permite que mi cara brille para que cuando mi pequeño me vea, realmente pueda verte a ti.

En el nombre de Jesús, Amén.

Día Cinco

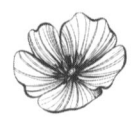

COMPASIVA: ACCIÓN DE GRACIAS

SALMOS 103:1-4, 12-14

Bendice, alma mía, al Señor, Y bendiga todo mi ser Su santo nombre. Bendice, alma mía, al Señor, Y no olvides ninguno de Sus beneficios. Él es el que perdona todas tus iniquidades, El que sana todas tus enfermedades; El que rescata de la fosa tu vida, El que te corona de bondad y compasión. No nos ha tratado según nuestros pecados, Ni nos ha pagado conforme a nuestras iniquidades. Porque como están de altos los cielos sobre la tierra, así es de grande Su misericordia para los que le temen[a]. Como está de lejos el oriente del occidente, Así alejó de nosotros nuestras transgresiones.

SEMANA UNO: DÍA CINCO

Si ya has pasado por la transición de bebé a niño pequeño, es probable que estés familiarizada con la increíble atención que traen los primeros pasos tenues del bebé. Ya sea que hayas visto esto como una orgullosa mamá, tía o niñera, has experimentado un enorme orgullo y gozo al ver a ese niño poner un piecito tembloroso frente al otro. Para los padres y cuidadores, seguramente brindaron apoyo mientras el pequeño intentaba caminar.

Para la mayoría de los pequeños, el proceso de movilidad inicia pasando tiempo bocabajo para fomentar el desarrollo muscular. A medida que avanzan, se vuelven ligeramente móviles, primero se dan vuelta y luego gatean. Durante este tiempo, los padres se aseguran principalmente de que el niño esté libre de objetos peligrosos y que su exploración no se convierta en una lesión. Cuando finalmente comienzan a caminar, el bebé rara vez está solo. Si bien la mecánica burda podría estar presente, todavía son demasiado inexpertos para dejarlos solos para tambalearse. Necesitan cuidados constantes para mantenerse a salvo.

De manera similar, el Salmo 103 nos recuerda el conocimiento cuidadoso que el Señor tiene de nuestras capacidades y lo que podemos soportar. El salmista dice que el Señor se da cuenta de que estamos hechos de barro; esto es probablemente una referencia al primer hombre creado (Génesis 2:7), haciendo una distinción muy clara entre nosotros y Dios. Nosotros somos la arcilla; Él es el Alfarero; todos somos producto de Su tra-

MAMÁ QUE REDIME

bajo (Isaías 64:8). Las Escrituras trazan una diferencia entre nosotros y Dios, nosotros como creados, y Él Como Creador, pero también delinea una relación Padre/hijo. La imagen de Dios aquí es tierna y amorosa, demostrando compasión. Él es el creador de nuestras vidas y el perdonador de nuestros pecados y aun por su gran compasión nos ama como un padre. Él sabe de lo que somos capaces de manejar, porque sabe de qué estamos hechos. Después de todo, Él es quien nos formó.

Si a veces tus deberes como mamá o esposa te parecen demasiado, recuerda que el Dios que te formó sabe de qué estás hecha. El que te formó sabe lo que puedes manejar. En Mateo 11:28-30, Jesús está llamando a aquellos que buscan seguirlo y les dice: "Vengan a Mí, todos los que están cansados y cargados, y Yo los haré descansar. Tomen Mi yugo sobre ustedes y aprendan de Mí, que Yo soy manso y humilde de corazón, y hallarán descanso para sus almas. Porque Mi yugo es fácil y Mi carga ligera".

En ninguna parte de las Escrituras se nos ordena salir de los desafíos de la vida por nuestra propia cuenta. Aquí, sin embargo, Jesús nos promete una carga que podremos llevar. Es la carga que Él nos da. Esta carga es fácil de llevar porque nos la entregó alguien que nos ama y conoce cada detalle de nuestras vidas. Sin embargo, Jesús requiere que vayamos a Él para recibir esa liberación. Mientras vivas tu papel de mamá, ¿le pides a

SEMANA UNO: DÍA CINCO

Jesús que te dé una carga que puedas llevar? El Señor es compasivo y sabe lo que podemos manejar. Él es amable y está listo para perdonar nuestros pecados. ¿Lo buscas por estas bendiciones que Él tiene reservadas para ti o estás contenta de andar sola?

Dios misericordioso y compasivo,

Te agradezco que seas misericordioso y compasivo. Señor, mi vida lejos de ti no es más que pecadora y mala, y aun así perdonas todos mis pecados. Eres tan bueno y tan amable conmigo. Muchas gracias por conocer mis limitaciones. Soy consciente día a día de cuán limitado y finito soy, y una vez más me recuerda cuánto te necesito. Por favor interviene en todas mis responsabilidades, que tome tu yugo sobre mí en lugar del que yo hago para mí. Por favor, ayúdame a entender cómo quieres que te sirva en tu poder y en tu fuerza. Gracias por no dejarme sola y que cuando te busco, estás listo para ayudarme. Por favor, empodérame para amar a mi pequeño, servir a mi familia y hacer todo mi trabajo con el gozo y la fuerza que tu provees.

En el nombre de Jesús, Amén.

Día Seis

FUENTE: SÚPLICA

SALMOS 18:1-3

Yo te amo, Señor, fortaleza mía. El Señor es mi roca, mi baluarte y mi libertador; Mi Dios, mi roca en quien me refugio; Mi escudo y el poder de mi salvación, mi altura inexpugnable. Invoco al Señor, que es digno de ser alabado, Y soy salvo de mis enemigos.

SEMANA UNO: DÍA SEIS

El río Mississippi es uno de los pasos de agua más importantes de América del Norte. En segundo lugar después del río Missouri, esta enorme vía fluvial atraviesa diez estados y sirve como una importante ruta de migración de América del Norte. Según la Agencia de Protección Ambiental, más de cincuenta ciudades dependen del río Mississippi para su suministro principal de agua.

En su punto más ancho, este río tiene más de once millas de ancho y mueve 593,003 pies cúbicos de agua por segundo. En el origen, esta el lago Itasca en el condado de Clearwater, Minnesota, el río tiene solo veinte a treinta pies de ancho, es el punto más angosto y mueve el agua a solo seis pies cúbicos por segundo. Si bien el lago Itasca es el punto menos impresionante del río, es el más vital. Sin este modesto lago, no existiría el potente Mississippi.

Es la fuente.

A menudo, la crianza de los hijos se centra en los resultados. Las calcomanías en las minivans de todo Estados Unidos dicen en voz alta, qué familias crían a los estudíantes de mérito, ganadores de equipos universitarios y miembros del coro de honor. Sin embargo, nunca veras una calcomanía que diga: "¡Mi hijo no es tan especial, pero si tiene carácter!" o "¡Mi hijo tiene una discapacidad para leer, pero sí que ama a la gente!" No, nuestro mundo valora a los individuos por los resulta-

MAMÁ QUE REDIME

dos más que por la causa. A veces, es más fácil para nosotros hacer lo mismo.

Cuando la gente pregunta por mi hija, me apresuro a pensar en sus recientes logros en vez de hablar del carácter que Dios está formando en ella. Al hacer esto, me concentro en lo que ella hace, en lugar de su fuente y me arriesgo a mal comunicar que su resultado dicta el valor.

Los salmos son un gran lugar para recordar la importancia de la fuente, especialmente el Salmo 18. David llamó al Señor su fuente de fortaleza en el contexto de que el Señor lo rescató de todos sus enemigos. ¡Qué fácil hubiera sido para David haber mirado su seguridad y éxito y haberse enorgullecido de ello! Sin embargo, en lugar de llenarse de orgullo, adoró al Señor por su poder y fortaleza. David comprendió que sus victorias no fueron adquiridas por sus propios esfuerzos, y por lo tanto, por gratitud, adoró. Considera pasar un tiempo en este pasaje. Medita en la fuerza y maravilla de Dios. Será de bendición.

A medida que críes a tu pequeño, transfiere este conocimiento de la Fuente a tu hijo. Los logros y la seguridad de tu hijo son de la mano del Señor. Es necesario permanecer en Él y sacar fuerzas de Él, porque Él es la Fuente de vida. De Él, y solo de Él, viene todo lo que se necesita para toda buena obra. Como dice en el Evangelio de Juan, "Yo soy la vid, ustedes los sarmientos; el que permanece en Mí y Yo en él, ese da mucho fruto, porque separados de Mí nada pueden hacer" (Juan 15:5).

Buen Padre,

Tú eres mi fuente de vida y la fuente de vida de mi hijo. Todo lo que (ingrese el nombre del niño) logra viene de tu mano. Gracias por ser su refugio. Eres su monte alto. Su seguridad. Gracias porque eres digno de alabanza, tú eres grande y grandes son tus obras. Por favor, ayúdame a nunca valorar a mi hijo por lo que hace, sino por lo que tú les ha creado para ser. Gracias porque al momento que los llames a hacer algo, les proporcionarás la energía, protección y fuerzas. Por favor, ayúdelos a ellos y a mí a permanecer en ti y dar fruto en y a través de ti.

En el nombre precioso de tu Hijo, Amén.

Día Siete

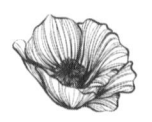

JUSTA: ACCIÓN DE GRACIAS

SALMOS 37:1-6

No te irrites a causa de los malhechores; No tengas envidia de los que practican la iniquidad. Porque como la hierba pronto se secarán Y se marchitarán como la hierba verde. Confía en el Señor, y haz el bien; Habita en la tierra, y cultiva la fidelidad. Pon tu delicia en el Señor, Y Él te dará las peticiones de tu corazón. Encomienda al Señor tu camino, Confía en Él, que Él actuará; Hará resplandecer tu justicia como la luz, Y tu derecho como el mediodía.

———

SEMANA UNO: DÍA SIETE

En nuestro mundo, las personas, especialmente los niños, parecen tener fascinación para que las cosas sean justas. Una maestra de preescolar nunca le daría dulces a dos de sus quince estudíantes y no a los demás. ¿Por qué? ¡Porque ella sería bombardeada por trece protestas ruidosas de "eso no es justo!" Muchos padres intentan contrarrestar este sentimiento de injusticia enseñándoles a sus pequeños que la vida no es justa, pero esta explicación abstracta a menudo no es adecuada hasta la edad adulta.

El Salmo 37 ofrece una alternativa sólida para exigir un trato justo: esperar que el Señor actúe en tu nombre. El salmista reconoce un problema del cual nuestro mundo está lleno hoy, "los hombres malos parecen tener éxito" (v. 1). ¿Con qué frecuencia vemos eso a nuestro alrededor? Los jefes estafadores no descubiertos. Irrazonables transacciones comerciales sin corregir. Relaciones tóxicas sin ser restauradas. Las personas malas parecen salirse con la suya. Esta injusticia puede ser muy desalentadora para los corazones que desean ver la justicia.

Numerosas veces a lo largo de la Biblia, el Señor actuó en nombre de otro. Quizás una de las imágenes más poderosas de vindicación divina ocurrió en Éxodo 14, poco después de que los israelitas experimentaron una liberación dramática de la esclavitud opresiva de la nación de Egipto. La gente descubrió que Faraón envió a su ejército tras ellos. Entraron en pánico, convencidos de que seguramente todos morirían. En Éxodo 14, Dios no solamente le aseguró a la gente que los protegería, sino que eliminaría por completo a sus enemigos. Su fuerte promesa dicha a través de Moisés, fue esta:

No teman; estén firmes y vean la salvación que el Señor hará hoy por ustedes. Porque los egipcios a quienes han visto hoy, no los volverán a ver jamás. El Señor peleará por ustedes mientras ustedes se quedan callados (Exodo 14:13b-14).

¿Qué pasó cuando el Señor luchó por Israel? El Señor envió un ángel entre los Israelitas y los Egipcios para que no pudieran pasar. El Señor abrió el Mar Rojo. Apareció tierra seca, y la nación entera de Israel pasó de manera segura al otro lado. Entonces las profundidades acuosas consumieron al ejército de Egipto, y todos murieron. Sin un solo israelita armándose para la batalla, el Señor reivindicó a la gente con una victoria absoluta, sin dejar sobrevivientes.

El Salmo 37 ofrece una lección crucial que debes enseñar a tu hijo: El Señor dicta la última palabra. Él determina qué es un trato justo, y Su juicio es siempre perfecto. Como dice Romanos 12:19, "Amados, nunca tomen venganza ustedes mismos, sino den lugar a la ira de Dios, porque escrito está: «Mía es la venganza, Yo pagaré», dice el Señor." Quizás en lugar de solo enseñarle a tu hijo que la vida no es justa, enfatiza que servimos a un Dios que siempre, en Su tiempo perfecto, se encargará del juicio con justicia.

SEMANA UNO: DÍA SIETE

Padre Dios,

Gracias porque eres la fuente de justicia, eres justo y eres fiel para juzgar todos los actos de pecado. Eres bueno y misericordioso. Sé que caería culpable bajo tu juicio si no fuera por tu amor al enviar a Jesús a morir por mí. Ayuda a mi hijo a confiar en ti como su juez justo y a descansar siempre en las promesas de que eres más que capaz de ejecutar la justicia en nuestro mundo. Permítales que busquen tu reivindicación en lugar del reemplazo barato de la justicia hecha por el hombre. Gracias Padre.

En el nombre de Jesús, Amén.

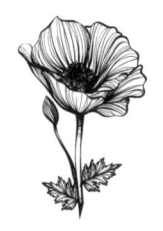

Semana Dos

"Y mi Dios les proveerá todas sus necesidades, conforme a sus riquezas en gloria en Cristo Jesús."

FILIPENSES 4:19

Día Uno

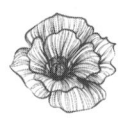

ABRUMADA: CONFESIÓN

SALMOS 42:5-8

¿Por qué te desesperas, alma mía, Y por qué te turbas dentro de mí? Espera en Dios, pues he de alabarlo otra vez por la salvación de Su presencia. Dios mío, mi alma está en mí deprimida; Por eso me acuerdo de Ti desde la tierra del Jordán, Y desde las cumbres del Hermón, desde el monte Mizar. Un abismo llama a otro abismo a la voz de Tus cascadas; Todas Tus ondas y Tus olas han pasado sobre mí. De día mandará el Señor Su misericordia, Y de noche Su cántico estará conmigo; Elevaré una oración al Dios de mi vida.

¿Alguna vez te has sentido abrumada por las nubes y olas de la vida? Si tienes uno o una pequeña, sin duda lo has sentido. Las hormonas que cambian rápidamente, el insomnio, las ocupaciones y la soledad podrían ser solo algunos de los factores que contribuyen a que sientas que tu espacio seguro ha sido completamente destruido. Quizás hayas intentado librarte de eso, pero aún te encuentras atrapada en un lugar en el que no quieres estar. ¿Suena familiar? Si es así, no estás sola, y este salmo es para tí.

Siempre es alentador escuchar a los escritores de la Biblia articular sus luchas con la frustración y depresión. Aunque Dios los usó, estos hombres también experimentaron la mismas emociones que cada uno de nosotros tenemos, y estas incluyeron desánimo y autocompasión. Aunque nadie sugiere que este salmo fue escrito por el profeta Jonás, el versículo siete se parece mucho a la oración de liberación que hizo Jonás, la cual ofreció al Señor desde su lugar más bajo.

El relato de Jonás nos recuerda que el Señor usa personas que aún están en proceso. Cuando Dios le dijo a este profeta del Antiguo Testamento que advirtiera a una nación malvada acerca del juicio inminente, Jonás fue en dirección contraria. La Biblia llega directamente al corazón de la desobediencia de Jonás cuando dice que lo hizo "para escapar de la presencia del Señor" (Jonás 1:3). Sin inmutarse por la desobediencia de Jonás, el Señor envió el barco de escape de Jonás en una tormenta violenta, y cuando se descubrió el pecado de Jonás, el Señor envió un pez grande para tragarlo vivo y llevarlo a un lugar de completo arrepentimiento. Desde las profundidades literales de la tierra, Jonás escribió la siguiente oración:

En mi angustia clamé al Señor, Y Él me respondió. Desde el seno del Seol pedí auxilio, Y Tú escuchaste mi voz. Pues me habías echado a lo profundo, en el corazón de los mares, y la corriente me envolvió; Todas tus encrespadas olas y tus ondas pasaron sobre mí (Jonás 2:2b-3).

El Señor respondió la oración de Jonás con un doble milagro - una segunda oportunidad de obediencia y liberación de la digestión. Devuelto en tierra firme, Jonás completó la misión que el Señor tenía para él, y vio un arrepentimiento generalizado.

En tu propia vida, tanto como mamá y como seguidora del Señor, hay verdades significativas que aplicar de la oración de Jonás y de este poderoso Salmo. En primero lugar, el Señor tiene el control incluso en medio de tu marea más abrumadora. Quizás Él te tiene allí para que lo llames. Considera pedirle al Señor que te muestre ese propósito para que puedas aprender a encontrar alegría y una razón para adorar en tu situación.

En segundo lugar, espera que el Señor actúe y como sugiere el salmista, mientras esperas da gracias. La alabanza es un fuerte antídoto del pesimismo y cuando estás cantando la bondad de Dios difícilmente puedes tener tu fiesta de lástima. Ofrece la canción que el Señor te ha dado para cantar. Incluso aunque no tengas oído musical y no puedas rimar, canta lo que hay en tu corazón.

Mientras cantas, espera la liberación del Señor.

Querido Señor Dios,

Confieso que ahora me siento deprimida y mi alma está molesta. Siento que la vida me agita, me abruma, y estoy tambaleando. Pero sé que eres fiel para llevarme no solamente a algo seguro, sino a un lugar de descanso y cantico. Por favor, pon un cantico nuevo en mi corazón, un canto de alabanza para ti. Permíteme servirte a ti y a mi familia con el gozo que solo tú me puedes dar. Busco tu liberación, porque lo que estoy enfrentando no es algo que pueda cambiar por mí misma. Gracias por tu fidelidad al lograr más de lo que puedo pedir o pensar. Eres el Dios viviente, y alabo tu santo nombre.

Día Dos

FUTURO: SÚPLICA

SALMOS 1:1-3

¡Cuán bienaventurado es el hombre que no anda en el consejo de los impíos, Ni se detiene en el camino de los pecadores, Ni se sienta en la silla de los escarnecedores, Sino que en la ley del Señor está su deleite, Y en Su ley medita de día y de noche! Será como árbol plantado junto a Corrientes de agua, Que da su fruto a su tiempo Y su hoja no se marchita; En todo lo que hace, prospera.

Cuando a los padres les preguntan acerca de los sueños que tienen para sus hijos, usualmente la lista incluye deseos de felicidad, afirmación y seguridad. Aquellos de nosotros que tuvimos buena educación queremos que a nuestros hijos se les ofrezcan estas mismas oportunidades. Aquellos que sufrieron pobreza, abuso o negligencia, sueñan con una vida mejor para sus hijos y a menudo, hacen todo lo posible para garantizar que el futuro de sus hijos sea brillante.

En el primer salmo, David comenta sobre la mejor manera de garantizar una vida llena de cosas buenas según los estándares de Dios. El capítulo comienza con la frase "cuán bienaventurado", que literalmente significa "cuán feliz". Esta es una exclamación, que muestra el fervor con el que David siente esta verdad. Cuán feliz, de hecho, es aquel que no se junta con la multitud equivocada, que no se asocia con aquellos que hacen el mal, o habla de maneras que están mal o desagradan al Señor.

Mientras miro a mi pequeña niña cambiar y crecer, he comenzado a reconocer en ella rasgos que son míos. Alegra el corazón de esta mamá ver sus ojos brillar cuando me hace reír o verla probar una comida acida y fruncir los labios con desagrado. Si bien ya he visto buenos rasgos en ella, también he notado que cae en comportamientos que claramente son parte de su naturaleza caída. ¡Estos también se los he pasado yo!

SEMANA DOS: DÍA DOS

Sé que a medida que crezca, comenzará a imitar el comportamiento de aquellos con quienes pasa el tiempo. Quiero cubrir sus oídos eternamente contra las críticas que escuchará, las dudas que se plantarán y las semillas de descontento que se sembrarán. La presión de grupo es fuerte, una verdad que se repite en 1 Corintios 15:33 que dice: "No se dejen engañar: Las malas compañías corrompen las buenas costumbres". Mi hija será influenciada por quienes la rodean. Sé que no puedo guardar eternamente de todo lo que pueda ser una mala influencia.

Entonces, ¿cómo nos anima este salmo a nosotros y a nuestros hijos en crecimiento? El escritor ofrece una alternativa para no ser víctima de las malas influencias. Cuan bienaventurado es el hombre (o mujer) que no sigue el consejo de los malvados, ni los escucha, ni pasa tiempo con ellos. ¿Por qué esta persona se debería de alejar de las malas influencias?

Esta pregunta se responde en el versículo dos. El encuentra placer en obedecer los mandamientos del Señor; él medita en Sus mandamientos día y noche. Esta persona es claramente alguien que ama al Señor y disfruta pasar tiempo con Él. Su deseo de agradar al Señor supera la presión que siente de quienes lo rodean. Parece que puede vencer la tentación porque está enamorado del Señor.

¿Cuál es el resultado? No está atrapado por el mal de quienes lo rodean (v. 1), tiene una relación cercana con el Señor (v. 2) y él tiene éxito en todo lo que hace (v. 3). ¡Qué futuro ofrecería esto a nuestros hijos si se pudiera decir lo mismo de ellos!

———————

Dios Padre,

Sabes que el mundo en el que vive (el nombre de tu hijo(a)) es malo. Permite que mi hijo(a) camine contigo, tan cerca que pueda tener discernimiento cuando esté en presencia de influencias malignas. Por favor, ayúdalo a amarte a ti y a tu Palabra tanto que pueda tener victoria sobre las malas tentaciones. Permítele que sea exitoso ante tus ojos, que viva en tu presencia y permanezca en tu Palabra. Gracias Padre.

En el nombre de Jesús, Amén.

Día Tres

AMANTE: ADORACIÓN

SALMOS 63:1-7

Oh Dios, Tú eres mi Dios; te buscaré con afán. Mi alma tiene sed de Ti, mi carne te anhela Cual tierra seca y árida donde no hay agua. Así te contemplaba en el santuario, Para ver Tu poder y Tu gloria. Porque Tu misericordia es mejor que la vida, Mis labios te alabarán. Así te bendeciré mientras viva, En Tu nombre alzaré mis manos. Como con médula y grasa está saciada mi alma; Y con labios jubilosos te alaba mi boca. Cuando en mi lecho me acuerdo de Ti, En Ti medito durante las vigilias de la noche. Porque Tú has sido mi ayuda, Y a la sombra de Tus alas canto gozoso.

¿Recuerdas enamorarte? Cuando mi esposo y yo comenzamos a salir, vivíamos a más de 400 millas de distancia. El estaba terminando un entrenamiento de posgrado y yo también estaba en la escuela. Nuestros horarios nos dificultaban pasar mucho tiempo juntos, pero los fines de semana, cuando él podía viajar al centro de Indiana para visitarme, yo guardaba mi tarea, posponía mis responsabilidades lo más que pudiese y pasaba todo el tiempo que podía con él. A veces teníamos aventuras y a veces simplemente cocinábamos para mis compañeros de cuarto. Lo que hacíamos no era importante, más bien, solo queríamos estar juntos. Debido a que tuvimos una relación a larga distancia durante casi dos años, nada se sentía mejor que un fuerte abrazo de Jon después de semanas de estar separados.

¿Por qué mucha gente celebra enamorarse a través de películas románticas y novelas románticas? En pocas palabras, a la gente le encanta estar enamorada. Los químicos en nuestros cuerpos que nos hacen sentir enamorados son agradables. Nadie te obliga a pasar tiempo con alguien que amas; Es tu placer.

Después de tener un bebé, el tiempo y las prioridades a menudo se pierden. Usualmente, las necesidades del bebé vienen primero, lo que hace que las relaciones románticas sean mucho más difíciles de mantener fuerte. Si bien la tendencia de invertir en tu hijo y compañero es buena, permíteme animarte a que en este momento de tu vida, lo que más necesitas desesperada-

SEMANA DOS: DÍA TRES

mente es desarrollar otro amor. Tu amor por el Señor.

Cuando tu vida está llena de amor para el Señor, y todo lo que haces proviene de Su presencia y Su amor, puedes ser la mamá y esposa a la que has sido llamada. Como dice Jesús en Lucas 6:45, El hombre bueno, del buen tesoro de su corazón saca lo que es bueno; y el hombre malo, del mal tesoro saca lo que es malo; porque de la abundancia del corazón habla su boca."

¡Entonces, llena tu corazón de amor por el Señor!

Quizás en este momento sientas que realmente no tienes tiempo para amar al Señor a como amas a tu hijo. Tu bebé requiere de todo tu tiempo y energía. Pero es cuando sientes que tienes menos tiempo cuando más necesitas hacer tiempo para cultivar un amor más profundo por el Señor. Si en esta temporada no te sientes enamorada del Señor, este salmo es un hermoso lugar para comenzar. Por favor considera las verdades señaladas por el salmista en esta canción de amor.

- El amor de Dios es mejor que la vida misma.
- El Señor satisface nuestra alma.
- El Señor es nuestro libertador.
- El Señor nos protege bajo Sus alas.
- El Señor nos trae a un lugar de regocijo.

Contempla la bondad de Dios y su amor por ti, y ora para que tu corazón esté extremadamente apasionado y completamente enamorado del Señor.

Señor, tu eres Dios y aun asi también me amas. Esto es demasiado maravilloso para comprender. He visto tus actos de esplendor en mi propia vida (alabe al Señor por cualquier acto que El le traiga a memoria). En este tiempo de ocupaciones, ayúdame a comprender el gran valor de experimentar tu amor leal. Permíteme alabarte alegremente de todo corazón. Eres mi protector y el amante de mi alma. Por favor, dame un corazón que anhele estar siempre contigo. Por favor, permite que mi pequeño también te ame con todo su corazón.

En el nombre de Jesús, Amén.

Día Cuatro

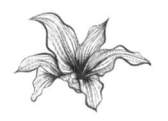

PLENA: ACCIÓN DE GRACIAS

SALMOS 23:1-6

El Señor es mi pastor, Nada me faltará. En lugares de verdes pastos me hace descansar; Junto a aguas de reposo me conduce. Él restaura mi alma; Me guía por senderos de justicia Por amor de Su nombre. Aunque pase por el valle de sombra de muerte, No temeré mal alguno, porque Tú estás conmigo; Tu vara y Tu cayado me infunden aliento. Tú preparas mesa delante de mí en presencia de mis enemigos; Has ungido mi cabeza con aceite; Mi copa está rebosando. Ciertamente el bien y la misericordia me seguirán todos los días de mi vida, Y en la casa del Señor moraré por largos días.

¿Alguna vez te ha faltado algo? Tal vez te faltó dinero y tenías una factura médica que cayó en mora o no pudiste pagar la hipoteca o el automóvil. Tal vez te faltó sabiduría en una decisión y perdiste una valiosa amistad. Es posible que la falta de integridad te haya hecho caer en una situación que lamentaste por años. Carecer o estar sin algo, es un horrible recordatorio de nuestra fragilidad como personas.

Como nueva mamá, es fácil querer mantener a tu hijo a salvo de toda carencia. Esto puede resultar en un gasto excesivo en artículos para ellos, lo que causa que agotes tu presupuesto. También podría terminar en comprometerlos en exceso con actividades. Al momento, estas cosas parecen ser para su beneficio, pero más bien te llevan a un estado de culpa interminable, superación febril y agotamiento crónico.

Este salmo, sin embargo, recuerda gentilmente a cada uno de nuestros corazones que no es nuestro trabajo satisfacer todas las necesidades de nuestro hijo; es de nuestro Padre celestial. De la abundancia de sus riquezas, el Señor cubre todas nuestras necesidades. ¿Notaste las palabras de acción que usa el escritor del salmo? Él dice que "no le falta nada, debe caminar y vivirá". No le falta nada. Camina, pero no solo. Se le promete una herencia. Incluso en su hacer, él es completamente dependiente y receptor de la bondad del Señor.

Por el contrario, ¿qué está haciendo el Señor? Él toma,

SEMANA DOS: DÍA CUATRO

lidera, restaura, lidera (¡sí, otra vez!), tranquiliza, prepara, reanima y persigue. Estas cosas hace a quienes lo llaman su pastor. Qué imagen de un Dios y Padre tierno, compasivo y amoroso.

Sin embargo, más que simplemente darse cuenta de las necesidades de Sus ovejas, Dios puede satisfacer estas necesidades. El autor no dice que sus necesidades simplemente se satisfacen; No le falta nada. Su copa se desborda. Su vida se caracteriza por la satisfacción y la riqueza porque el Señor satisface sus necesidades. Por lo tanto, su vida está llena de abundancia.

¿Cómo provee el Señor para tus necesidades? Él provee todo lo que necesitamos de sus riquezas, Su riqueza, una riqueza que no tiene fin. Como Pablo escribió en su carta a los Filipenses: "Y mi Dios suplirá todas tus necesidades conforme a sus riquezas en gloria en Cristo Jesús" (Filipenses 4:19).

El Señor toma todas nuestras necesidades y las llena para que no nos falte nada. Él tiene infinitos recursos a su disposición para darnos a nosotros y a nuestras familias una vida plena y desbordante. Ese conocimiento debe llenar nuestros corazones de paz y acción de gracias.

MAMÁ QUE REDIME

Señor Dios,

Gracias por ser mi buen pastor. Gracias porque no me falta nada, y tampoco a (complete el nombre del niño). Gracias porque puedo confiar en ti para llenar nuestras vidas de cosas buenas, incluso hasta rebosar. Gracias porque cuando atravesamos los tiempos difíciles que nos trae la vida, no caminamos solos; Estás justo a nuestro lado. Gracias por prometer tu bondad y fidelidad para buscarnos - mi familia - todos los días de nuestras vidas.

Te agradezco, Padre, por ser rico en amor y compasión y que nos brindes generosamente esas cosas. Gracias. Conoces mis necesidades y las necesidades de mi hijo, y que nos provees de tu riqueza infinita. Eres maravilloso y digno de alabanza.

En el nombre de Jesús, Amén.

Día Cinco

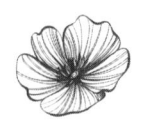

NATURALEZA: CONFESIÓN

SALMOS 36:1-7

La transgresión habla al impío dentro de su corazón; No hay temor de Dios delante de sus ojos. Porque en sus propios ojos la transgresión le engaña En cuanto a descubrir su iniquidad y aborrecerla. Las palabras de su boca son iniquidad y engaño; Ha dejado de ser sabio y de hacer el bien. Planea la iniquidad en su cama; Se obstina en un camino que no es bueno; No aborrece el mal. Tu misericordia, oh Señor, se extiende hasta los cielos, Tu fidelidad, hasta el firmamento. Tu justicia es como los montes de Dios; Tus juicios son como profundo abismo. Tú preservas, oh Señor, al hombre y al animal. ¡Cuán preciosa es, oh Dios, Tu misericordia! Por eso los hijos de los hombres se refugian a la sombra de Tus alas.

En el Salmo 36, el escritor describe a alguien a quien no queremos que nuestro hijo se convierta. Es malvado, rebelde hasta la raíz y no teme a Dios. Rebelde definitivamente no es un adjetivo halagador, evoca imágenes de alguien que no puede someterse a la autoridad de otro. Un hombre (o mujer) rebelde en este contexto, sería alguien que se opone directamente o desafía la autoridad de Dios. En la cultura dominante estadounidense, hemos perdido el concepto de lo que significa ser sumiso ante cualquier persona, y mucho menos, ante el Señor. Nosotros como pueblo nos hemos vuelto rebeldes hasta la raíz. ¿Cómo se ve realmente esto? Cambiamos el nombre del pecado con etiquetas más inclusivas, de modo que aquellos que necesitan convicción no la sientan. Adormecemos nuestra culpa con entretenimiento y saciamos todos nuestros deseos. Nos rodeamos de consejeros que aprueban nuestras decisiones, en lugar de señalarnos a la Palabra de Dios. ¡Estas son características de aquellos que son muy orgullosos para reconocer y renunciar a su pecado!

Sin embargo, si queremos ser madres amorosas y piadosas, debemos enseñarles a nuestros hijos que ser rebeldes con el Señor es perjudicial no solo para los demás sino para ellos mismos. Debemos enseñarles lo que dice la Biblia sobre la pecaminosidad del hombre, debemos enseñarles que, apartados de Dios, las personas no son buenas. En una cultura donde se les dice a los jóvenes que sigan sus corazones, debemos recordar-

SEMANA DOS: DÍA CINCO

les a nuestros pequeños lo que el Señor dice acerca de nuestros pensamientos y deseos:

"Más engañoso que todo es el corazón, Y sin remedio; ¿Quién lo comprenderá?" (Jeremías 17:9).

Esta es nuestra naturaleza. Es la naturaleza de tu hijo.

Si bien no es alentador que nos recuerden la naturaleza pecaminosa de nuestro hijo (probablemente ya la hayas visto de primera mano), este salmo también nos recuerda la naturaleza y el carácter de Dios. Mientras que el hombre apartado de Dios es pecador y está lleno de pensamientos y deseos de más pecado, el Señor es rico en amor y fidelidad. Es por este amor y fidelidad que envió a su Hijo a morir por nosotros y por tu hijo. Es por este amor fiel que podemos estar seguros de la promesa para los que creen; "De modo que si alguno está en Cristo, nueva criatura es; las cosas viejas pasaron, ahora han sido hechas nuevas" (2 Corintios 5:17).

¡Alaba al Señor, la naturaleza de tu hijo, nuestra naturaleza y toda la naturaleza de la humanidad, puede ser restaurada!

Padre Dios,

Confieso que, apartada de ti, mi naturaleza es desesperadamente pecaminosa. Confieso que mi hijo es un pecador, y oro para que algún día ayudes (inserta el nombre de tu hijo) a comprender completamente su necesidad de ti. Por favor, ayúdame a ser consciente de la cultura en la que vivimos y a no confundirme con lo que realmente es el pecado. Por favor, ayúdame a enseñarle cuidadosamente a mi pequeño que te necesita. Gracias por tu fiel y leal amor.

En el nombre de Jesús, Amén.

Día Seis

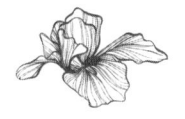

DEPENDIENTE: SÚPLICA

SALMOS 104:13-14, 27-31

Él riega los montes desde Sus aposentos, Del fruto de Sus obras se sacia la tierra. Él hace brotar la hierba para el ganado, Y las plantas para el servicio del hombre, Para que él saque alimento de la tierra. Todos ellos esperan en Ti Para que les des su comida a su tiempo. Todos ellos esperan en Ti, Para que les des su comida a su tiempo. Tú les das, ellos recogen; Abres Tu mano, se sacian de bienes. Escondes Tu rostro, se turban; Les quitas el aliento[a], expiran, Y vuelven al polvo. Envías Tu Espíritu, son creados, Y renuevas la superficie de la tierra. ¡Sea para siempre la gloria del Señor! ¡Alégrese el Señor en sus obras!

MAMÁ QUE REDIME

Cuando nació mi primera hija, asumí que estaba bien preparada para la tarea de cuidar a un bebé a tiempo completo. Tuve varios hermanos y una amplia experiencia de niñera. Para ayudarme a pagar la universidad, trabaje como cuidadora de relevo para personas con necesidades especiales. Seguramente no había nada que esta niña de siete libras pudiera arrojarme que no hubiera enfrentado antes. Sin embargo, dos días después del parto, después de ser llevada en silla de ruedas a nuestra camioneta, me sentí abrumada por el pánico cuando la enfermera regresó al hospital. ¿Cómo pudo dejarme para cuidar de esta niña? ¿Cómo sobreviviría ella? ¿Cómo sobreviviría yo?

En las siguientes semanas y meses, supe que estaba sustancialmente menos preparada para la tarea que había asumido. Sin embargo, también aprendí que estaba mucho más en sintonía con las necesidades de mi hija de lo que podría haberme dado cuenta. Cuando lloraba, comencé a diferenciar cuando tenía hambre, estaba cansada o incómoda. Aprendí a proveerle con una intuición que me sorprendió.

De manera muy similar, el Salmo 104 alaba al Señor por Su cuidado en sostener la vida en toda la tierra. Las plantas, los animales y las personas dependen de la provisión del Señor para la vida diaria. Por instrucciones del Señor, cae la lluvia, brilla el sol y crecen los cultivos. Por su orden, las vidas se hacen seres y las vidas se acaban.

SEMANA DOS: DÍA SEIS

Este salmo resalta la cuidadosa atención que el Señor brinda a cada una de Sus seres vivientes, enfatizando que todos los seres, ya sean pequeños o poderosos, dependen igualmente del Señor. Todas sus criaturas lo esperan. Todos ellos dependen de Él.

Reconocer nuestra completa dependencia del Señor debería ser nuestro catalizador para obtener paz. A medida que nos abruma la tarea de la maternidad, ya sea la tensión financiera, los desafíos físicos o la tensión emocional, podemos descansar en el hecho de que el Señor escucha nuestros gemidos tal como que fuésemos niños. Cuando aún ni siquiera sepamos la razón de nuestro desánimo, Él comprende lo que necesitamos. En el Sermón del Monte, que se encuentra en los capítulos 5-7 de Mateo, Él dice:

Por eso les digo, no se preocupen por su vida, qué comerán o qué beberán; ni por su cuerpo, qué vestirán. ¿No es la vida más que el alimento y el cuerpo más que la ropa? Miren las aves del cielo, que no siembran, ni siegan, ni recogen en graneros, y sin embargo, el Padre celestial las alimenta. ¿No son ustedes de mucho más valor que ellas? (Mateo 6:25-26).

Qué consuelo saber que nuestro Padre, que conoce nuestras necesidades, nos da un valor. Su provisión para nuestras vidas no es una promesa inactiva, sino una que se puede ver a través de la creación. Él sostiene a todos los seres vivos, y todas las cosas dependen de Él.

Él, a través de las palabras de Jesús, nos dice que no nos preocupemos por lo básico. Él ya sabe cuáles son nuestras necesidades. Jesús continúa diciendo que Dios, como un padre bueno y amoroso, da buenos regalos a Sus hijos que le piden (Mateo 7:11).

Él no promete satisfacer todos los caprichos o lujos, pero sí da lo que es bueno debido a Su amor por nosotros.

Quizás mi pánico por la nueva maternidad no fue tu experiencia, pero quizás haya otro aspecto de tu vida que te haya dejado abrumada. Independientemente del tipo o profundidad de tu aflicción, puedes estar segura de que el Señor escucha tus gemidos. Al igual que tu pequeño, quizás ni siquiera sepas por qué estás llorando; tu frustración podría no ser un problema puntualizado. Aun así, el Señor entiende tu torrente de emociones.

Descansa en las verdades de que para aquellos que conocen al Señor, el Espíritu Santo mismo intercede por ti y ora por ti incluso cuando no puedes orar (Romanos 8:26). El Señor te cuida (1 Pedro 5:7). El Señor siempre está contigo (Mateo 28:20). Tú también, con toda la creación, debes esperar en el Señor. Pero espera confiando, sabiendo que Él escucha tu llanto y conoce tus necesidades.

SEMANA DOS: DÍA SEIS

Señor Dios,

Te agradezco y te alabo porque escuchas cada uno de mis llantos. Gracias porque estas muy consciente de mis necesidades y que tú vas adelante de mí, proveyendo lo que necesito. Por favor, ayúdame en este tiempo, (inserte una situación personal) que me ha hecho sentir muy (inserte emoción), y ahora no me siento equipada para la tarea de ser la mamá que necesito ser. Por favor, ayúdame a esperarte mientras satisfaces mis necesidades. Gracias por la forma en que provees a toda la creación. Por favor, ayúdame a esperar esperanzadamente tu provisión fiel.

En el nombre de Jesús, Amén.

Día Siete

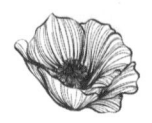

DESCANSO: ADORACIÓN

SALMOS 46:1-5, 10-11

Dios es nuestro refugio y fortaleza, Nuestro pronto auxilio en las tribulaciones. Por tanto, no temeremos aunque la tierra sufra cambios, Y aunque los montes se deslicen al fondo de los mares; Aunque bramen y se agiten sus aguas, Aunque tiemblen los montes con creciente enojo. (Selah) Hay un río cuyas corrientes alegran la ciudad de Dios, Las moradas santas del Altísimo. Dios está en medio de ella, no será sacudida; Dios la ayudará al romper el alba. Estén quietos, y sepan que Yo soy Dios; Exaltado seré entre las naciones, exaltado seré en la tierra. El Señor de los ejércitos está con nosotros; Nuestro baluarte es el Dios de Jacob. (Selah)

SEMANA DOS: DÍA SIETE

A lo largo de la Biblia, hombres y mujeres se encuentran con escenarios que harían que cualquiera luche o se sienta fuera de control. Uno de estos escenarios ocurre en 2 Reyes 6. Un famoso profeta Israelita se había vuelto desagradable para el Rey de un país vecino. Cada vez que este Rey planeaba una invasión contra Israel, el profeta lo sabía, y así una y otra vez el Rey se vio frustrado en su plan. Después de que este escenario se repitiera varias veces, el Rey enfurecido conspiró para capturar a este profeta para poder atacar libremente. La mañana del secuestro planeado, el sirviente del profeta se había levantado temprano y notó que su ciudad estaba rodeada. Al advertir a su maestro, debió de sorprenderse por su respuesta. Su maestro dijo que su lado superaba el número de los invasores. Me imagino que el sirviente intentó nuevamente comunicar su difícil situación al maestro. Pero en lugar de desesperarse o prepararse para la invasión, el profeta oró: "Oh Señor, te ruego que abras sus ojos para que vea». Y el Señor abrió los ojos del criado, y miró que el monte estaba lleno de caballos y carros de fuego alrededor de Eliseo" (2 Reyes 6: 17b).

El relato de Eliseo y su sirviente explica cómo el Señor los rescató a ambos, golpeando a la horda invasora con ceguera y permitiendo que el mismo hombre que intentaron destruir los condujera al territorio enemigo. ¡Qué giro para el Rey que planeó la caída de este hombre! Ante el aparente peligro, el profeta Eliseo le dijo a su sirviente que no temiera y esperó con calma a que el ejército se acercara. Esta es la imagen perfecta de no luchar. Eliseo estaba libre de luchar porque tenía un conocimiento profundo del poder de Dios y los recursos celestiales que estaban disponibles para él. Los ejércitos del cielo esperaban para defenderlo, y él tenía los ojos para verlo.

¿Cuándo luchamos? Luchamos cuando sentimos que una situación está fuera de nuestro control o cuando sentimos que si trabajamos lo suficiente, podríamos tener el control. Luchamos por evitar carencia, luchamos por cumplir nuestras propias expectativas, nos esforzamos por satisfacer las expectativas de los demás. Sin embargo, este pasaje enfatiza la necesidad de dejar de luchar porque un verdadero conocimiento de quién es Dios debería calmar nuestros corazones preocupados. Como el famoso teólogo A.W. Tozer dijo una vez: "Lo que viene a nuestra mente cuando pensamos en Dios es lo más importante acerca de nosotros" (El Conocimiento del Dios Santo).

¿Qué pensamos sobre el poder de Dios? Si creemos que Dios no es lo suficientemente fuerte, sabio o amoroso para manejar nuestros problemas, nuestra maternidad se caracterizará por luchas. Necesitamos hacer todo, ser todo y manejar todo. Sin embargo, si reconocemos el poder infinito de un Dios que es todo amor todo lo sabe, ¡nosotros también reconoceremos

SEMANA DOS: DÍA SIETE

que nuestro lado supera a todos los enemigos que enfrentamos!

Qué aliento debería ser para la forma en que enfrentamos nuestro papel de madres.

¿Sientes que estás luchando con la crianza de tus hijos? ¿Se siente cada día como una pelea? ¿Temes pasar el día solo para despertarte con otra serie de desafíos?

Toma el tiempo para reclamar esta verdad: si Dios está de tu lado, no tienes motivos para luchar.

Reconoce las riquezas que nuestro amoroso Padre Celestial te ofrece en este momento. Él es tu protector. Será exaltado por quién es y por todo lo que ha hecho. Él desea luchar por ti. Permítele ganar la victoria en tu vida.

Padre celestial,

Eres mi fuerte refugio. Te alabo por ser mi ayuda en tiempos de problemas. Te agradezco que eres Dios y que tu nombre será exaltado sobre toda la tierra. Gracias porque mandas a los ejércitos de las huestes del Cielo y estás de mi lado. Por favor, abre mis ojos para que pueda ver que no importa que enemigos se me opongan, que contigo a mi lado, no tengo nada que temer. Ayúdame a dejar de luchar en mi crianza. Ayúdame a reconocer que todos mis esfuerzos solo valen la pena en ti. Permite (ingrese el nombre del niño) reconocer que todo lo que hago es solamente en y a través de ti. Oro para que ellos también lo reconozcan.

Gracias por ser todo lo que necesito y por redimir y rescatar mi vida. Eres mi protector y te alabo porque eres capaz de protegerme y eres poderoso para ponerme a salvo.

En tu nombre fuerte y poderoso, Amén.

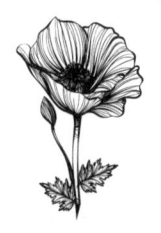

Semana Tres

*"Porque grandes cosas me ha hecho el Poderoso;
Y santo es Su nombre."*

LUCAS 1:49

Día Uno

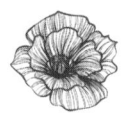

REFUGIO: ACCIÓN DE GRACIAS

SALMOS 62:1-2, 5-8, 11-12

En Dios solamente espera en silencio mi alma; De Él viene mi salvación. Solo Él es mi roca y mi salvación, Mi baluarte, nunca seré sacudido Alma mía, espera en silencio solamente en Dios, pues de Él viene mi esperanza. Solo Él es mi roca y mi salvación, Mi refugio, nunca seré sacudido. En Dios descansan mi salvación y mi gloria; La roca de mi fortaleza, mi refugio, está en Dios. Confíen en Él en todo tiempo, Oh pueblo; derramen su corazón delante de Él; Dios es nuestro refugio. (Selah) Una vez ha hablado Dios; Dos veces he oído esto: Que de Dios es el poder; Y Tuya es, oh Señor, la misericordia, Pues Tú pagas al hombre conforme a sus obras.

¿Para qué buscas refugio? En esta temporada de la vida, es posible que te sientas separada de un lugar de seguridad, esperanza y confianza. A menudo, un nuevo niño trae diferentes desafíos a una familia o relación. Ya sea financiera, emocional o físicamente, la vida cambia. Quizás te hayas adaptado a la presencia de tu nuevo pequeño, pero la seguridad en tu trabajo te hace sentir incierta. Tal vez te sientas aislada, sin apoyo o distante de aquellos que solían ofrecerte camaradería y amistad. Quizás renunciaste a un puesto de trabajo lucrativo y ahora sientes que has renunciado a tu identidad. Si estas situaciones te resultan familiares, no estás sola.

En este breve pasaje, el escritor menciona tres veces que el Señor es su protector, y dos veces confiesa que Dios es su libertador. Él llama a Dios su refugio y afirma la fuerza de Dios con absoluta confianza. El enfoque del escritor referente a protección física indica que, hasta este punto, ya había sufrido peligro físico y oposición. A medida que estudias la vida de David, encuentras evidencia clara de este hecho. Sin embargo, su patrón de adoración está lejos de ser único en la Biblia. A lo largo de las Escrituras, encontramos ejemplos de aquellos que responden a situaciones abrumadoras físicamente con adoración sin reservas.

Un poderoso ejemplo de tal adoración se puede encontrar en Lucas 1:46-55. Inmediatamente después de un anuncio impactante de que concebiría y tendría un hijo,

SEMANA TRES: DÍA UNO

María salió de su casa para visitar a su prima, que también se encontró milagrosamente embarazada. Aunque María era virgen un angel vino y y le dijo que se embarazaría y se convertiría en madre del Mesías prometido, Jesús. Indudablemente asustada y confundida, María probablemente se preocupó de que su selección divina para esta tarea de llevar al Mesías resultara en que su prometido la rechazara. Indudablemente, sus padres no creerían su explicación, y en su cultura, la lapidación era la consecuencia de ser una madre soltera. El estrés de su llamado era alto, y ella lo sabía.

Al saludar a su prima, María se encontró con un milagro reconfirmante que la mano de bendición del Señor estaba sobre ella. Sin tener soluciones a sus preocupaciones, y de ninguna manera libre de peligro, María ofreció una oración de alabanza por el favor del Señor.

Esta oración de María hizo eco de aspectos del Salmo 62, alabando al Señor por su poderío y potestad, rescatando a los afligidos y llevando justicia a los que viven en pecado. Estas son palabras poderosas que salen de la boca de alguien llamado a una tarea aparentemente imposible.

Porque grandes cosas me ha hecho el Poderoso; y santo es Su nombre. Y de generación en generación es Su misericordia para los que le temen. (Lucas 1:49-50).

Estos atributos de Dios son inmutables. Él sigue siendo nuestro refugio. Él sigue siendo nuestro protector, y Él que es poderoso ha hecho grandes cosas por ti. Este salmo nos recuerda la importancia de la adoración incluso antes de la liberación.

Alaba antes de recibir bendición. No adoramos con la esperanza de que Dios nos libre, sino con la confianza de que Dios tiene la fuerza para lograr lo que es mejor para nosotros. Dios es fuerte, y todavía demuestra su amor leal hacia nosotros. ¿Creeremos esta verdad y buscaremos refugio en Él hoy?

Dios fuerte y poderoso

Te alabo. Sigues siendo el Dios fuerte y fiel de los Salmos y el Poderoso a quien María alabó. Eres inmutable e independientemente de mis circunstancias, no te sorprenden mis desafíos ni te abruman mis preocupaciones.
Te agradezco que conozcas el final desde el principio y que ya hayas determinado qué es lo mejor para mi situación. Por favor, ayúdame a alabarte incluso antes de que tenga respuestas y a modelar un espíritu de adoración ante mis hijos para que ellos también puedan verte y adorarte.

En el nombre de Jesús, Amén.

Día Dos

RECURSO: CONFESIÓN

SALMOS 121:1-8

Levantaré mis ojos a los montes; ¿De dónde vendrá mi ayuda? Mi ayuda viene del Señor, Que hizo los cielos y la tierra. No permitirá que tu pie resbale; No se adormecerá el que te guarda. Jamás se adormecerá ni dormirá El que guarda a Israel. El Señor es tu guardador; El Señor es tu sombra a tu mano derecha. El sol no te herirá de día, Ni la luna de noche. El Señor te protegerá de todo mal; Él guardará tu alma. El Señor guardará tu salida y tu entrada Desde ahora y para siempre.

Si alguna vez has estado al aire libre en medio de un verano muy caluroso, sabes la importancia de la sombra. Separados de la protección del aire acondicionado o protector solar, somos rápidos para las quemaduras solares y padecemos enfermedades inducidas por el calor. Si ha intentado actividades al aire libre con su pequeño, es probable que ya haya explorado las muchas formas de mantenerlos alejados de la intensidad del calor del sol. ¡Qué frágiles son nuestros cuerpos! Dependemos de un refugio para cuidarnos del sol, pero aun así necesitamos el calor y la luz de esta estrella para sobrevivir. Aparte de estas cosas, necesitamos comida y agua con frecuencia. Mientras cuidamos a nuestros pequeños, también reconocemos que necesitamos dormir, ¡desesperadamente!

A medida que nos enfrentamos a nuestra propia fragilidad, podemos descansar en la verdad de este salmo. Nuestra verdadera dependencia está en el Señor, nuestro creador y protector. Como nuestro creador, Él es completamente diferente a nosotros. Él conoce nuestras debilidades, pero no está restringido por las limitaciones humanas. En Hechos 17, Pablo dice:

El Dios que hizo el mundo y todo lo que en él hay, puesto que es Señor del cielo y de la tierra, no mora en templos hechos por manos de hombres, ni es servido por manos humanas, como si necesitara de algo, puesto que Él da a todos vida y aliento y todas las cosas (Hechos 17:24-25).

SEMANA TRES: DÍA DOS

Podemos confiar en el Dios que creó todo para poder satisfacer nuestras necesidades porque Él es quien sostiene todas las cosas (Hebreos 1:3), Él mantiene todas las cosas juntas (Colosenses 1:17), y fuera de Él nada ha sido creado (Juan 1:3). Servimos a un Dios de fuerza ilimitada. Él es el recurso al que llamamos.

Este salmo alaba al Señor como creador, pero también nos recuerda que a diferencia de nosotros, Él no está limitado por el espacio y el tiempo. Con un pequeño, es probable que estés bien consciente de tu falta de sueño. La alimentación a mitad de la noche, reflujo y los pañales sucios pueden hacer que el agotamiento y la frustración sean demasiado comunes. Sin embargo, cuando estás viendo pasar esas horas en la madrugada, con un niño infeliz y una mente adormecida, ¿con qué frecuencia recuerdas que tu protector está despierto contigo? Este mismo protector que creó tu vida nunca deja de cuidarte. Ahora. Para siempre. ¡Que perfectamente apropiado es el Señor para ser nuestro recurso eterno!

Cuando te vuelves débil, cansado o desgastado emocionalmente, el Señor está presente, protegiéndote en todo lo que haces. Cuando hablas por ignorancia o por falta de amabilidad, el Señor siempre está ahí para ofrecerte consuelo y evitar que resbales. Cuando no puedes controlar las circunstancias de la vida, el Señor es la sombra a tu diestra. Él es quien te da el alivio que necesitas.

El Señor es fiel para ofrecer esta protección e intervención, pero ¿con qué frecuencia nos olvidamos de recurrir a quien nos creó? ¡Es tan fácil de olvidar! ¿Cuándo recurrimos al que nos sostiene cuando damos gritos de auxilio? Cuando estamos heridos o confundidos, ¿corremos hacia los brazos de Aquel que nos conoce por completo?

El Señor es nuestro mayor recurso porque no solo es completamente autosuficiente, sino que siempre está presente y profundamente en sintonía con nuestras necesidades. Un viejo escritor de himnos lo expresó perfectamente cuando dijo:

¡*Oh, qué paz a menudo perdemos! ¡Oh, qué dolor innecesario tenemos, todo porque no llevamos todo a Dios en oración!* ("Oh que amigo nos es Cristo" por C. Converse).

A medida que tu viaje como mamá te recuerda tus propias limitaciones, deja que este salmo te motive a que el Señor sea tu recurso. De Él es de donde viene tu ayuda. Deja que tus debilidades te lleven a tus rodillas, para que puedas aprovechar la fortaleza de Aquel que te creó y te protege.

SEMANA TRES: DÍA DOS

Dios Padre,

Gracias porque no solo me creaste, sino que deseas participar en las complejidades de mi vida. Te agradezco y te alabo porque prometes cuidar de mí en todo momento. Confieso que con frecuencia confío en mí misma para sobrevivir cada día, pero sé que me falta la fuerza fuera de ti. Este trabajo que enfrento como madre y (inserte cualquier otra responsabilidad que pese en su corazón) es más de lo que puedo manejar por mí misma. Señor, te necesito y agradezco que estés disponible para escuchar mis oraciones y satisfacer mis necesidades. Por favor, provéeme la fuerza que necesito para este día y permíteme descansar en tu presencia y protección. Gracias Padre.

En el nombre de Jesús, Amén.

Día Tres

ATADA: SÚPLICA

SALMOS 16:5-11

El Señor es la porción de mi herencia y de mi copa; Tú sustentas mi suerte. Las cuerdas me cayeron en lugares agradables; En verdad es hermosa la herencia que me ha tocado. Bendeciré al Señor que me aconseja; En verdad, en las noches mi corazón me instruye. Al Señor he puesto continuamente delante de mí; Porque está a mi diestra, permaneceré firme. Por tanto, mi corazón se alegra y mi alma se regocija; También mi carne morará segura, Porque Tú no abandonarás mi alma en el Seol, Ni permitirás que Tu Santo sufra corrupción. Me darás a conocer la senda de la vida; En Tu presencia hay plenitud de gozo; En Tu diestra hay deleites para siempre.

SEMANA TRES: DÍA TRES

En el maratón de Boston de 2016, Josh Crary compitió como uno de los miles de corredores. Su tiempo fue impresionante, pero no lo suficientemente rápido como para ser notorio. Debido a los bombardeos al final de la carrera, Josh fue detenido antes de completar el evento. La importancia de su logro no estaba en el ritmo que corría, sino en el obstáculo que superó. El señor Crary es ciego. Díagnosticado con una condición de la retina que quito su vista cuando era adolescente, intentó la carrera atado a un guía. Lado a lado, los dos cubrieron las primeras veinte millas del recorrido antes de que la emergencia les obligara a renunciar a las 6.2 millas restantes. Atado a la muñeca con su guía, Crary pudo participar en un evento que de otra manera no hubiese sido posible para él.

¡Qué increíble viaje de fe y confianza!

Como nuevas mamás, ¿con qué frecuencia nos sentimos como si fuésemos ciegas? Podríamos leer un libro sobre la crianza de los hijos, y probablemente los amigos del gimnasio, el supermercado y la iglesia ofrecen consejos o sugerencias. Pero cuando se trata de las noches de insomnio y el silencio monótono (o la ausencia del mismo), a menudo nos sentimos completamente solas. Incluso si eres bendecida con un esposo comprensivo y amoroso, cada hombre necesita descansar. Probablemente, te has encontrado meciendo a tu pequeño, sola en la oscuridad de la noche, adormecida por el agotamiento.

MAMÁ QUE REDIME

Es posible que te hayas sentido inadecuada para la tarea a mano. Quizás te hayas sentido desesperada, e insegura de cómo manejar este desafío llamado maternidad.

Pero así como el tenaz competidor en el maratón de Boston necesitaba un guía para lograr correr sin tropezar, nosotros también. En este salmo, el escritor declara que confía constantemente en el Señor. ¿Por qué? "Porque él está a mi diestra, no me volcaré" (Salmo 16: 8b). Este versículo pinta una imagen increíble para que la consideremos. Es como si tú estuvieses corriendo ciegamente la carrera de la maternidad, también estuvieras atada a esa Guía Confiable. El Señor corre a tu lado.

Tómate un momento para considerar eso. ¡Qué alivio saber que no estás sola! Puedes unirte al salmista cuando dice que su corazón se regocija. Él es feliz. Su vida está a salvo.

¿Qué promesas de este salmo puedes tomar para tu vida en este momento? El Señor otorga estabilidad y prosperidad. El Señor otorga un futuro seguro. El Señor da herencia. El Señor guía. El Señor está a tu diestra. El Señor no abandonará a sus seguidores. El Señor guía en el camino de la vida. El Señor da deleite.

En lo oscuro, largo y solo de la noche, el Señor está allí contigo. Cuando temes el fracaso como madre o pareja, el Señor está allí para instruirte.

Para aquellos fieles a seguir la dirección del Señor, Él

SEMANA TRES: DÍA TRES

está allí para guiarte por el camino de la vida, no solo para esta vida, sino para la vida venidera. ¡Qué bendecida promesa para nosotros como madres! Nunca estaremos solas; el Señor es fiel para guiarnos. Y Él será fiel para guiar a tu hijo también, si invocan Su nombre.

Si conoces al Señor, estás atado. La pregunta es, ¿te esfuerzas bajo la atadura de su liderazgo, o te regocijas en la seguridad y protección que trae Su guía?

Querido Señor,

Gracias por tu promesa de brindarme seguridad y estabilidad. Sé que estos dos regalos provienen solamente de tu mano, y por sumisión a la gentil guía de instrucciones a través de tu Palabra. Por favor, ayúdame a no incomodarme bajo tu atadura, más bien ayúdame a regocijarme en la seguridad que brinda tu guía. Gracias por preocuparte por mí y mi papel como madre, para instruirme y guiarme en el camino de la vida. Gracias por la vida que das a una buena vida aquí en la tierra, y la promesa de una mejor vida en el cielo para aquellos que son tuyos. Por favor, desde ya trabaja en el corazón y la mente de mi pequeño, que algún día (ingrese el nombre del niño) busque ser guiado por Tu Palabra y Tu verdad.

En el nombre de Jesús, Amén.

Día Cuatro

OBRA MAESTRA: ADORACIÓN

SALMOS 139:13-18

Porque Tú formaste mis entrañas; Me hiciste en el seno de mi madre. Te daré gracias, porque asombrosa y maravillosamente he sido hecho; Maravillosas son Tus obras, Y mi alma lo sabe muy bien. No estaba oculto de Ti mi cuerpo, Cuando en secreto fui formado, Y entretejido en las profundidades de la tierra. Tus ojos vieron mi embrión, Y en Tu libro se escribieron todos Los días que me fueron dados, Cuando no existía ni uno solo de ellos. ¡Cuán preciosos también son para mí, oh Dios, Tus pensamientos! ¡Cuán inmensa es la suma de ellos! Si los contara, serían más que la arena; Al despertar aún estoy contigo.

SEMANA TRES: DÍA CUATRO

Ningún libro de oraciones para mamá sobre los Salmos estaría completo sin un breve recorrido del Salmo 139. Probablemente, muchas de ustedes estén familiarizadas con este pasaje de las Escrituras; quizás algunas lo leyeron durante el embarazo. Tal vez si estabas pasando alguna alteración hormonal y emocional en ese momento, te trajo lágrimas. Completamente razonable. Es algo sagrado y bello que el Señor conozca a nuestro hijo que aún no nace con la intimidad descrita en este pasaje. Pero si tu hijo te ha mantenido despierta durante algunas semanas, o si tienes otros pequeños que compiten por tu atención, si te sientes agotada física o emocionalmente, estas reflexiones infundidas por las Escrituras pueden sentirse distantes de tu realidad.

Si esa eres tú, deja que este sea tu nuevo enfoque y base. Este salmo nos obliga a reconocer la obra maestra que es la creación suprema de Dios: la humanidad. Tu niño. Y tú.

Más que simplemente crear a tu pequeño, el Señor estuvo íntimamente involucrado en su crecimiento y desarrollo. Él hizo su mente y corazón. Las capacidades intelectuales de tu hijo, la capacidad de amar a los demás y sentir emociones, son todas las características del trabajo infinitamente atento y amoroso de un Padre Celestial. Como artesano experto, entrelazó las partes de sus cuerpos, uniendo neuronas por vías apropiadas, uniendo ligamentos y llenando los huesos con células madre necesarias para luego hacer crecer el suministro de sangre del cuerpo. Observó cómo el cuerpo de tu pequeño tomaba forma y crecía. Antes que sus ojos pudieran detectar la luz, Él sabía lo que verían. Antes que supieras que estabas embarazada, Él sabía el nombre de tu hijo y la duración de sus días. ¡Ese es el amor íntimo que solo un Dios que todo lo sabe y ama puede tener para nosotros! Y esta es la intimidad que el Señor tiene con tu hijo y contigo.

Quizás tu hijo no nació diseñado física o mentalmente a como lo anticipaste. Tal vez recibiste a un niño con profunda discapacidad o algún defecto de nacimiento. Posiblemente te has preguntado en tus días más oscuros si tu hijo realmente es una obra asombrosa y sorprendente del Señor. Para una respuesta a esa pregunta, debemos visitar Juan 9.

En esta narración del Evangelio, Jesús y sus discípulos se encontraron con un pobre mendigo que había sido ciego desde su nacimiento. Cuando vieron al hombre, los discípulos de Jesús preguntaron si su condición era el resultado de su pecado o el de sus padres. Si bien esto parece una pregunta increíblemente insensible para plantear, la respuesta del Señor es perfecta. Sin reprender a los discípulos por su pregunta o centrar la atención en la condición del hombre, Él responde a su pregunta al pie de la letra.

Jesús respondió: Ni este pecó, ni sus padres; sino que está ciego para que las obras de Dios se manifiesten en él (Juan 9:3). Jesús no se detuvo en la discapacidad del hombre como una cuestión de culpa sino de propósito. Sabía que el hombre había nacido discapacitado por una razón muy específica: la gloria de Dios.

Inmediatamente Jesús sanó al hombre, y como resultado, el hombre creyó en Jesús y lo adoró (Juan 9:38). Este hombre recibió sanidad física y espiritual, luego alabó a Dios por la liberación de su discapacidad de por vida.

Quizás ese no sea el camino que Dios ha elegido para tu hijo, pero puedes descansar en el hecho de que Él tiene un plan para la vida de él o de ella. En sus manos muy capaces, el Señor puede usar la historia de tu hijo para su gloria.

En cualquier temporada que leas esto, recuerda que el Señor creó a tu hijo con gran atención a los detalles. Sus habilidades, o incluso discapacidades, nunca escaparon Su cuidado. Él los creó, y Sus pensamientos sobre tus hijos son más de lo que se puede contar. El Dios del universo piensa en tu hijo con amor, preocupación y propósito. Esa es una inmensa fuente de consuelo y gozo.

MAMÁ QUE REDIME

Dios Padre,

Te agradezco que tú seas el Maestro Creador y Diseñador que creó a mi hijo tal como tú querías que fuera. Gracias por pensar en mi hijo y por tener buenos planes para ellos y sus vidas. Eres soberano sobre mi vida y la vida de mi hijo, así que sé que utilizarás cualquier dificultad que mi hijo enfrente para trabajar en tu plan bueno y perfecto. Por favor, ayúdame a entender eso y confiar en ti en el proceso difícil. Has creado una obra maestra en mi hijo, y te agradezco y te alabo por crear su vida y confiármela.

En tú nombre oro, Amén.

Día Cinco

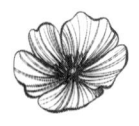

EXPRESAR: ACCIÓN DE GRACIAS

SALMOS 107:1-6

Den gracias al Señor, porque Él es bueno; Porque para siempre es Su misericordia. Díganlo los redimidos del Señor, A quienes ha redimido de la mano del adversario, Y los ha reunido de las tierras, Del oriente y del occidente, Del norte y del sur. Vagaron por el desierto, por lugar desolado, No hallaron camino a ciudad habitada; Hambrientos y sedientos, Su alma desfallecía en ellos. Entonces en su angustia clamaron al Señor, Y Él los libró de sus aflicciones.

MAMÁ QUE REDIME

No hay nada más dulce que un final de Cenicienta para una historia de adopción. Unos queridos amigos nuestros, Josh y Kelly (nombres cambiados para el propósito de este libro), sin poder tener sus propios hijos, habían intentado durante años habían intentado durante años adoptar. Quince veces, los pequeños traídos a su hogar fueron reubicados con un miembro de la familia rápidamente. Con cada partida cargada de emociones, su sueño de adopción parecía cada vez más distante. Como la pareja consideró una ruta alternativa de adopción, se les presentó un caso de emergencia. Lindsey, una brillante, hermosa y jovial niña de ocho años, que no tenía familiares que quisieran reclamarla. Después de algunas reuniones y procedimientos, Lindsey se integró rápidamente en su familia. Ahora, su hogar está lleno de fotos radiantes de los tres, cada uno sonriendo. "Te amo, mamá y papá", un letrero escrito y diseñado por Lindsey, se encuentra exhibido orgullosamente en el refrigerador. Esta niña se encuentra ahora en un hogar amoroso y está feliz de decirlo.

¡Qué testimonio de una situación redimida!

La versión Reina Valera Antigua del Salmo 107:2 dice: *"Digan los redimidos de Jehová, los que ha redimido del poder del enemigo."* Redimido. Esta palabra lleva la idea de ser comprado, restaurado o dado valor. Cada uno de nosotros que confesamos nuestros pecados y confiamos en el Señor Jesús para nuestro perdón, hemos sido redimidos. Hemos sido comprados a un excelente

SEMANA TRES: DÍA CINCO

precio (1 Corintios 6:20). Hemos sido elegidos para ser conformados a la imagen de Jesús (Romanos 8:29). Hemos sido elegidos para ser conformados a la imagen de Jesús (Romanos 8:29). Se nos ha dado el Espíritu Santo como nuestro abogado y consolador, la presencia eterna de Dios con nosotros (Juan 14:16). Se nos ha dado un nuevo espíritu (Romanos 8: 10-11). ¡Estas deberían ser razones para celebrar!

El apóstol Pablo anima a los creyentes a que, no solo hemos sido redimidos, sino que también hemos sido adoptados. Somos traídos a la casa del Señor como miembros plenos de su familia.

Pero cuando vino la plenitud del tiempo, Dios envió a Su Hijo, nacido de mujer, nacido bajo la ley, a fin de que redimiera a los que estaban bajo la ley, para que recibiéramos la adopción de hijos (Gálatas 4:4- 5).

¿Reflejamos la gratitud de alguien que ha sido redimido, adoptado y apreciado? ¿Saben nuestros hijos que somos redimidos?

En este salmo, el escritor anima al oyente a alabar al Señor por su intervención milagrosa, por su redención de una situación imposible. Como madres, nuestra tarea es modelar alabanzas para que nuestra pequeña audiencia pueda ver. No podemos depender de que alguien más les diga. Si aún no lo has hecho, tómate el tiempo para modelar alabanzas en tu hogar y para tu familia. Alabado sea el Señor por tu restauración, tu redención y tu nueva vida.

Da gracias al Señor, porque Él es bueno *contigo*.
Su amor leal perdura para *ti*.
Deja que *tú* el redimido del Señor, lo diga.

Señor Dios,

Muchas gracias por ofrecerme redención y restauración de mi vida de pecado y vergüenza. Gracias porque tu Palabra es verdadera y que en ti mis beneficios son infinitos. Gracias por salvarme y darme una nueva vida y un nuevo nombre. Por favor, ayúdame a modelar a mis pequeños un corazón agradecido, para que puedan verte y saber su necesidad de experimentar también tu redención.

En el nombre de Jesús, Amén.

Día Seis

TEMOR: CONFESIÓN

SALMOS 4:4-8

Tiemblen, y no pequen; Mediten en su corazón sobre su lecho, y callen. (Selah) Ofrezcan sacrificios de justicia, Y confíen en el Señor. Muchos dicen: «¿Quién nos mostrará el bien?». ¡Alza, oh Señor, sobre nosotros la luz de Tu rostro! Alegría pusiste en mi corazón, Mayor que la de ellos cuando abundan su grano y su vino nuevo. En paz me acostaré y así también dormiré, Porque solo Tú, Señor, me haces vivir seguro.

En un mundo donde la verdad bíblica sólida es difícil de encontrar, ¿te preocupa que tu hijo reciba una enseñanza llena de errores que lo alejará del Señor? Hay innumerables iglesias en todo Estados Unidos, sin embargo, no todas están llenas de maestros bíblicos sólidos. Algunos promueven la enseñanza de temas sociales fuera de las Escrituras, prometiendo prosperidad terrenal a los salvos de pecado, así como muchas otras enseñanzas equivocadas. En el Salmo 4:5, el salmista le recuerda al lector que no hay incontables formas apropiadas para adorar al Señor. Él dice: "Ofrezca sacrificios de justicia y confíen en el Señor". Esta advertencia nos lleva a Levítico 10 y la primera instancia que el Señor exigió una forma específica de ser adorado y honrado.

En el pasaje de Levítico, encontramos que el Señor acababa de detallar instrucciones específicas para realizar sacrificios como ofrendas por el pecado, ofrendas de paz y otras diversas ocasiones. Por orden del Señor, el sacerdote y sus hijos fueron consagrados y sus ofrendas fueron traídas. Como señal de aceptación de su adoración, la presencia del Señor se apareció a la gente y consumió la ofrenda con fuego (Levítico 9:24).

Después de esta experiencia sagrada e impresionante, los hijos del sumo sacerdote, Nadab y Abiú, tomaron sus incensarios y ofrecieron "fuego extraño ante el Señor" (Levítico 10:1), aunque acababan de recibir los medios de adoración apropiados, decidieron venir delante del Señor en la forma que ellos vieron mejor.

SEMANA TRES: DÍA SEIS

¿Cuál fue la respuesta de Dios a su acto de "adoración"? Muerte.

La Biblia dice: "Y de la presencia del Señor salió fuego que los consumió, y murieron delante del Señor" (Levítico 10:2). Puede parecer duro o incluso cruel que estos hombres hayan sido muertos por ofrecer el sacrificio incorrecto. Sin embargo, ellos sabían lo que Dios quería, y voluntariamente adoraron de una manera no ordenada por el Señor. No mostraron a Dios ser santo porque no le obedecieron.

En respuesta a sus muertes, a Aarón el sumo sacerdote no se le permitió estar de luto y los hijos fueron llevados a ser enterrados por otro (Levítico 10:4, 6). Este evento demostró a la gente la seriedad con que Dios toma la adoración apropiada. Dios exige obediencia motivada por temor reverente.

Debido a un temor apropiado por el poder de Dios, por Su santidad y por Su capacidad de dar vida y tomarla, que tú hijo comprenda su necesidad de temblar de miedo y alejarse del pecado. El Señor nos ha dado a Su Hijo para quitar la culpa de nuestros errores, pero debemos enseñar a nuestros hijos que, fuera de ese perdón, hay muchas razones para temblar ante Dios.

Alabe al Señor que allí no es donde nuestra historia debe de terminar, porque podemos permanecer en el perdón de nuestro gran Sumo Sacerdote, siempre libres de pecado.

Oremos para que nuestros hijos sepan esto y comprendan la necesidad de volverse al Señor, para que se les otorgue la libertad y seguridad de confiar en Él.

Querido Padre,

Oro para que ayudes a (inserta el nombre del niño) a crecer en sabiduría y discernimiento para que algún día puedan entender cómo discernir entre la adoración correcta y la incorrecta. Por favor, ayúdalos a comprender que solo a través de la obra expiatoria de nuestro gran Sumo Sacerdote, Jesucristo, cualquiera de nosotros puede ser salvo. ¡Aleluya! ¡Te agradezco que tu Hijo sea nuestro gran Sumo Sacerdote que ha pasado por los cielos y que es capaz de simpatizar con nuestra debilidad y aun sin pecado! Gracias porque fuistes tentado en todos los sentidos y sin embargo, sin pecado, por lo que Él comprende todos los desafíos y luchas que enfrento como madre y que mi hijo enfrentará. Señor, este mundo está quebrantado, y necesitamos desesperadamente que nos brindes la seguridad que tanto anhelamos. Por favor has la obra en mi corazón y en el corazón de mi hijo que solo tú puedes hacer.

En tú nombre oro, Amén.

(Referencia bíblica de Hebreos 4:14-15)

Día Siete

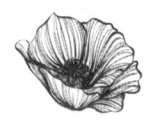

RESOLUCIÓN: SÚPLICA

SALMOS 39:1-7

Yo dije: «Guardaré mis caminos Para no pecar con mi lengua; Guardaré mi boca como con mordaza Mientras el impío esté en mi presencia». Enmudecí y callé; Guardé silencio aun acerca de lo bueno, Y se agravó mi dolor. Ardía mi corazón dentro de mí; Mientras meditaba, se encendió el fuego; Entonces dije con mi lengua: «Señor, hazme saber mi fin, Y cuál es la medida de mis días, Para que yo sepa cuán efímero soy. Tú has hecho mis días muy breves, Y mi existencia es como nada delante de Ti; Ciertamente todo hombre, aun en la plenitud de su vigor, es solo un soplo. (Selah) Sí, como una sombra anda el hombre; Ciertamente en vano se afana; Acumula riquezas, y no sabe quién las recogerá.» Y ahora, Señor, ¿qué espero? En Ti está mi esperanza.

¿Alguna vez has tomado la resolución de ser una mejor madre? Tal vez has desarrollado una lengua hiriente. Quizá el grupo de apoyo para madres se ha convertido en un momento para chismear sobre tu familia, esposo o hijo. Tal vez haces todo lo que necesitas hacer, pero tu corazón está inquieto, desagradecido, incluso resentido. Posiblemente deseas cambiar. Sin embargo, a menudo, nuestros deseos son tan exitosos como las resoluciones de Año Nuevo, que duran solo hasta que el impulso de caer en la tentación es más fuerte que nuestro deseo de vencer.

¿Alguna vez te has preocupado si tus rasgos serán transmitidos a tu pequeño? He visto como mi pequeña ha comenzado a hacer las cosas como yo. Meticulosamente cierra las tapas de los contenedores, cajones y reorganiza la ropa. Como poseo un fuerte rasgo de orden y perfección, he observado con orgullo ambivalente y desilusión al darme cuenta que mi preciosa hija está copiando el comportamiento que le he modelado. ¿Qué más tomará en el camino?

Como madres que amamos mucho a nuestros pequeños, no queremos transmitirles nuestro espíritu crítico, nuestra pereza, nuestro orgullo o nuestro egoísmo como un rasgo genético, ¡pero nuestra tendencia natural es hacer exactamente eso! ¿Puede alguna de nosotras verse reflejada con los primeros versos de este salmo? ¡Definitivamente yo sí puedo! ¿Con qué frecuencia decimos que no haremos algo malo, pero al momento que la decisión

SEMANA TRES: DÍA SIETE

se toma, inmediatamente se nos viene un pensamiento o acción pecaminosa? Como creyentes en el Señor, debemos entender que no estamos condenados al fracaso eterno. El Señor no nos ha dado un estilo de vida de "levántate por tus propios esfuerzos" para vivir, sino que nos ha dado el poder para vivir una vida victoriosa fuera de los pecados que llaman nuestro nombre. El apóstol Pablo comenta sobre esta misma lucha entre querer hacer lo correcto y fracasar inevitablemente, concluyendo con un comentario con el que muchos de nosotros podemos identificarnos; "¡Miserable de mí! ¿Quién me libertará de este cuerpo de muerte?" (Romanos 7:24). ¿Cuál es su conclusión? Esto se encuentra en los siguientes versículos, "¡Gracias a Dios por Jesucristo Señor nuestro!" (Romanos 7:25a) y continúa declarando eso para el creyente:

Por tanto, ahora no hay condenación para los que están en Cristo Jesús, los que no andan conforme a la carne sino conforme al Espíritu. Porque la ley del Espíritu de vida en Cristo Jesús te ha libertado de la ley del pecado y de la muerte (Romanos 8:1-2).

Tenemos la oportunidad de vencer nuestras tendencias y tentaciones malvadas, pero solo a través del poder que Jesucristo nos da.

En su desesperación, el salmista proclama una necesidad de dependencia en el Salmo 39: "En Ti está mi esperanza!" (Salmos 39:7b). El reconoció su necesidad.

Nosotros lo hacemos?

En toda la Biblia, especialmente en estos pasajes (Romanos 8 y Salmos 39) se nos ofrece la esperanza de superar las peores luchas o imperfecciones personales. Pero esta victoria solo se ofrece a aquellos que se someten totalmente al poder y la autoridad de Dios a través de Jesucristo. Ninguna de nosotras tiene la capacidad por naturaleza de ser el tipo de madre que queremos ser, o de que estamos llamadas a ser. Pero a través del Espíritu vivificante, dado a nosotros a través del sacrificio de Jesús, se nos puede otorgar poder divino para cambiar y convertirnos en mujeres que se parecen a Cristo. A través de la sumisión al Señor y Su Palabra, tenemos la esperanza de cambiar. Esta no es una resolución destinada al fracaso.

SEMANA TRES: DÍA SIETE

Señor Dios,

Sé que, separada de tu fuerza y poder, nunca seré el tipo de madre que sé que estoy llamada a ser. Veo tanta fealdad en mi corazón que no quiero pasarle a (inserte el nombre del niño). Pero también sé que su Palabra dice que no hay condenación para aquellos de nosotros que estamos en Cristo Jesús, y te agradezco que, como seguidora de Cristo, esta promesa es verdadera para mi vida. Por favor, empodérame con tu Espíritu Santo para vivir una vida separada de los malos deseos y pecados que parecen seguirme.

Por favor, dame libertad y ayúdame a reflejar tu amor y tu santidad a mi hijo hoy.

En el nombre de Jesús, Amén.

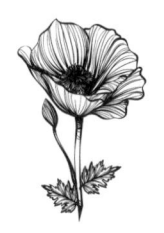

Semana Cuatro

"Cada día lleva nuestra carga, el Dios que es nuestra salvación."

SALMOS 68:19B

Día Uno

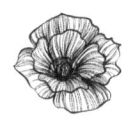

FIEL: ACCIÓN DE GRACIAS

SALMOS 22:2-5

Dios mío, de día clamo y no respondes; Y de noche, pero no hay para mí reposo. Sin embargo, Tú eres santo, Que habitas entre las alabanzas de Israel. En Ti confiaron nuestros padres; Confiaron, y Tú los libraste. A Ti clamaron, y fueron librados; En Ti confiaron, y no fueron decepcionados.

———

El miedo parece dominar los pensamientos y las acciones de muchos. Según un estudio presentado por el Consumer Health Day, casi el 74% de los estadounidenses encuestados indicaron que tenían "miedo" o "mucho miedo" de los funcionarios corruptos del gobierno. El 61.6% indicó temor a los océanos y lagos contaminados, el 60.7% indicó miedo a la contaminación del agua potable, y el 57% confesó que temía no tener suficiente dinero para el futuro ("Lo que más temen los estadounidenses"). A manera de responsabilidad, muchos hacen planes elaborados para proteger su salud, familia y dinero. Si bien planificar con anticipación es prudente, es importante no transmitir un legado de miedo a nuestros hijos.

Repetidamente, trescientas sesenta y cinco veces la Biblia dice: "no temas". Esta falta de miedo, sin embargo, no es una simple esperanza ficticia. No se nos dice que temamos sin razón ni se nos dan frases trilladas como "todo funcionará" como consejos de superación personal. Nuestra relación con el Dios del universo debería darnos confianza frente al miedo.

Podemos estar seguros de que nuestras vidas estarán llenas de luchas y situaciones que nos causarán a nosotros y a nuestros hijos ser tentados a tener miedo. Jesús mismo prometió desafíos en Juan 16:33 cuando dice: "Estas cosas les he hablado para que en Mí tengan paz. En el mundo tienen tribulación; pero confíen, Yo he vencido al mundo". Se nos prometen problemas. Ser un cristiano no es una red de seguridad contra las luchas y los tiempos difíciles.

SEMANA CUATRO: DÍA UNO

Sin embargo, en este mismo pasaje, Jesús también promete paz. Esta paz no se basa en la confianza de que los problemas desaparecerán, sino en confiar en que nuestro Dios amoroso estará con nosotros en medio de nuestros problemas. Su presencia es nuestra paz.

Un poderoso antídoto contra el miedo es recordar la fidelidad de Dios. Esto es exactamente lo que hace el salmista en el Salmo 22. Estos versículos son el grito del corazón de alguien que ha buscado al Señor, que quiere ser obediente pero está comenzando a perder las esperanzas. Sin embargo, en lugar de sucumbir al miedo o al desánimo, se enfoca en los atributos de Dios. Dios es santo. Dios es rey. Dios es fiel.

Estas promesas siguen siendo verdaderas.

Como madre que ama al Señor, es imperativo que mores en la fidelidad de Dios. Es popular preocuparse por tus hijos, incluso lo fomenta la cultura, pero no es bíblico. En lugar del miedo, permite que el descanso y la paz habiten en tu familia. Descansa en la fidelidad del Señor. Cuenta lo que Dios ha hecho. Enséñale a tu hijo que Dios ha sido fiel; Enséñale a tu hijo que no necesita temer.

Mi Señor y mi Dios

Te agradezco porque aunque no vea que mis oraciones sean respondidas, sé que las escuchas. Estoy segura de que seguirás siendo fiel a mí y a mi familia. Por favor, ayuda a (nombre de tu hijo) para que sepa y comprenda la esperanza segura que tiene en ti. Por favor ayúdalo a saber que no necesita temer porque tu presencia es su paz.

Gracias Padre, por tu fidelidad, no solo para mí sino para mi familia. Gracias por tu provisión y protección sobre cada uno de nosotros. Gracias porque puedo confiar en ti. Te agradezco por ser Santo. Te agradezco porque usas tu poder para intervenir en nuestras vidas. Eres el Rey y el mundo todavía está en tus manos. Permite que el corazón de mi hijo descanse en tu fidelidad.

En el nombre de Jesús, Amén.

Día Dos

DESEO: CONFESIÓN

SALMOS 27:3-5

Si un ejército acampa contra mí, No temerá mi corazón; Si contra mí se levanta guerra, A pesar de ello, yo estaré confiado. Una cosa he pedido al Señor, y esa buscaré: Que habite yo en la casa del Señor todos los días de mi vida, Para contemplar la hermosura del Señor Y para meditar en Su templo. Porque en el día de la angustia me esconderá en Su tabernáculo; En lo secreto de Su tienda me ocultará; Sobre una roca me pondrá en alto.

MAMÁ QUE REDIME

En el libro infantil de E. Nesbitt, *Cinco Niños y Esto*, cinco hermanos se encuentran con un hada que concede deseos llamada Psammead (hado arenoso). Gruñón, y particularmente no agradable a la vista, la criatura no es naturalmente atractiva. Su extraña habilidad, si lo es. Él permite que los cinco pidan un deseo por día, con el entendimiento mutuo que el objeto deseado se convertirá en piedra al final del día. Con muchas desventuras, los niños regresan diariamente, y cada uno espera que se le otorgue una nueva solicitud. Creando una serie de catástrofes, los niños finalmente desean que los eventos se arreglen, y el hada acepta, con la condición de que no puedan pedir más deseos.

¿Con qué frecuencia nos acercamos al Señor con una actitud similar? La mayoría de las veces, nuestras oraciones se convierten nada más que una larga lista de personas o situaciones que queremos ver sanadas o necesidades que queremos que se satisfagan. Estas oraciones por supuesto son apropiadas en ocasiones y sabemos que el Señor está atento a aquellos que lo llaman, como dice en 1 Pedro 3:12: "Porque los ojos del Señor están sobre los justos, Y Sus oídos atentos a sus oraciones; Pero el rostro del Señor está contra los que hacen el mal." El punto no es que pedir cosas esté mal. Más bien, este pasaje es un recordatorio de que debemos buscar al Señor por un deseo de conocerlo. El deseo es la clave.

Esta hermosa porción del Salmo 27 nos revela el cora-

SEMANA CUATRO: DÍA DOS

zón de alguien que está profundamente enamorado del Señor; él comunica claramente un deseo de estar en la presencia del Señor. Él quiere contemplarlo. Conocerlo.

Desde antes de que nacieran mis hijos, comencé a orar para que conocieran al Señor. Pero al leer este pasaje me sorprendieron algunas preguntas.

¿Cultivo en mi corazón un deseo por el Señor para que mi hijo también quiera conocerlo?

¿Quiero contemplar el esplendor del Señor, o simplemente quiero vivir en la casa del Señor?

¿Deseo al Señor, o simplemente quiero lo que Él tiene para ofrecer?

Si tu hijo no ve que tú deseas al Señor, probablemente tampoco él o ella se sentirá atraído a él. Si tu hijo te ve yendo al Señor siempre con una larga lista, pero nunca con el deseo de permanecer con El, ellos seguirán tu ejemplo. Lo que deseas importa, tanto para tu caminar con el Señor como para el de tu hijo.

Si te das cuenta que tu corazón ha sido culpable de acercarse al Señor por razones egoístas, estás en buena compañía. ¡Todos hemos estado allí! Pero somos tan bendecidos de servir a un Dios amoroso que sabe que nuestros corazones y nuestros motivos están caídos y que a menudo son propensos al pecado. Hay tiempo, incluso ahora, para hacer el cambio y permitir que tu corazón desee estar en la presencia del Señor. Este es un ejemplo vital que puedes darle a tu hijo.

¿Cómo? Inicia con oración. Sé honesta con el Señor, abriéndole tu corazón. Confiesa tus pecados a Él. Permítele que te lave y comiences de nuevo.

Señor,

Confieso que mi corazón es carnal y puede estar tan enfocado en mí misma. Confieso que a menudo me acerco a ti con el deseo de ver satisfechas mis necesidades en lugar de simplemente estar en tu presencia. Permíteme modelar para (nombre de su hijo) un corazón que realmente te desee. Permíteme hacer el evangelio atractivo para ellos, para que te amen primero a ti en lugar de las riquezas que ofreces. Permíteme desearte más que a nada.

En tu nombre, Amén.

Día Tres

INVERSIÓN: SÚPLICA

SALMOS 119:9-16

¿Cómo puede el joven guardar puro su camino? Guardando Tu palabra. Con todo mi corazón te he buscado; No dejes que me desvíe de Tus mandamientos. En mi corazón he atesorado Tu palabra, Para no pecar contra Ti. Bendito Tú, oh Señor; Enséñame Tus estatutos. He contado con mis labios De todas las ordenanzas de Tu boca. Me he gozado en el camino de Tus testimonios, Más que en todas las riquezas. Meditaré en Tus preceptos, Y consideraré Tus caminos. Me deleitaré en Tus estatutos, Y no olvidaré Tu palabra.

MAMÁ QUE REDIME

¿Cuál es el valor de la pureza?

La mayoría de las chicas sueñan con el día en que un hombre que aman les presente un hermoso anillo y les pida que se conviertan en su esposa. Cuando un famoso mariscal de campo le propuso matrimonio a su esposa, el anillo ofrecido fue valorado en más de medio millón de dólares. Un asombroso diamante de 7.25 quilates en un estilo solitario simple, el anillo fue impresionante por decir lo menos. Pero los expertos en joyas que comentaron sobre el valor del anillo explicaron que el verdadero valor del diamante se encontraba en su claridad. Esta piedra era internamente perfecta, lo que significa que no tenía imperfecciones dentro del diamante. Independientemente del ángulo o la iluminación, la piedra era perfecta, lo que por supuesto se reflejaba en su precio.

Las inclusiones de diamantes son explicadas por una fuente de joyas como "imperfecciones dentro de un diamante que se crean debido a la extrema presión y calor que experimenta el diamante cuando se forma" (*Brilliance.com*). Como padres, muchos de nosotros nos preocupamos por las imperfecciones que nuestro hijo podría desarrollar a medida que el mundo ejerce una presión extrema sobre sus pequeños corazones y mentes. Sabemos que estas influencias pueden ser destructivas, incluso devastadoras, pero somos incapaces de proteger a nuestro hijo de toda ideología no bíblica. ¿Cómo entonces, pueden nuestros pequeños permanecer puros?

SEMANA CUATRO: DÍA TRES

En el Salmo 119, un salmo escrito para celebrar el amor por la Palabra de Dios, David responde a esa pregunta exacta. El gran Rey de Israel enfatiza la necesidad de extrema precaución y vigilancia para vivir una vida de pureza. Él dice que una persona joven debe guardar su corazón evocando imágenes de un castillo bien fortificado con arqueros en las batallas. Esta es una imagen apropiada de usar para un guerrero y rey exitoso; El corazón es un campo de batalla, y los resultados de perder la pelea son graves.

En estos cuatro versículos, David ofrece consejos prácticos sobre cómo obtener la victoria en el ámbito mental. 1. Protege tu mente de acuerdo a las instrucciones de Dios. 2. Busca al Señor con todo tu corazón. 3. Almacena las palabras del Señor. 4. Pídale al Señor que te enseñe Sus estatutos. Aunque estos son pasos simples, requieren un estudio fiel y un compromiso con disciplina a largo plazo para cosechar los beneficios.

Si la pureza en tu vida y la vida de tu hijo es una prioridad para ti, considera implementar estas prácticas ahora. Enseña a tu hijo a orar, usando las Escrituras, que el Señor guardara su corazón. Modela amor y pasión por el Señor que envuelva tu corazón y tus deseos. Memoriza la Palabra y ayuda a tu pequeño también a guardar las Escrituras en su corazón. Medita en la Palabra, pidiéndole al Señor que te enseñe Su verdad. Estas cuatro prácticas son algunas de las habilidades más importantes que podemos modelar y enseñar a nuestros hijos; Con estas herramientas, pueden proteger sus corazones.

Como dice en los Proverbios: "Con toda diligencia guarda tu corazón, porque de él brotan los manantiales de la vida" (Proverbios 4:23).

Un corazón puro, como un diamante perfecto, tiene un gran valor. Pero como todas las cosas de valor, tiene un precio alto. Tómate el tiempo para invertir en el futuro del corazón de tu hijo. Enséñales cómo tener una vida pura. Enséñeles cómo proteger sus vidas con las instrucciones del Señor.

Empieza contigo.

SEMANA CUATRO: DÍA TRES

Gracias, Padre, que tu Palabra es suficiente para proteger la vida de mi hijo. Ayúdame a reconocer la urgencia de luchar por la pureza de la mente de mi pequeño. Por favor, ayúdame a modelar amor por tu Palabra y humildad para ser enseñada por tus decretos y que mi hijo pueda seguir. Permite que mi hijo crezca para amar y desear intimidad contigo por encima de todo.

Protege el corazón de (inserte el nombre de su hijo) de acuerdo a tus instrucciones. Por favor, evita que se desvíen de tus mandamientos. Permíteles desear almacenar tus palabras en sus corazones para que no pequen contra ti. Por favor enséñales tus estatutos y permíteles vivir una vida pura y santa, agradable a ti.

En el nombre de Jesús, Amén.

Día Cuatro

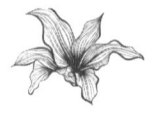

INDESCRIPTIBLE: ADORACIÓN

SALMOS 68:4-6, 19-20

Canten a Dios, canten alabanzas a Su nombre; Abran paso al que cabalga por los desiertos, Cuyo nombre es el Señor; regocíjense delante de Él. Padre de los huérfanos y defensor de las viudas Es Dios en Su santa morada. Dios prepara un hogar para los solitarios; Conduce a los cautivos a prosperidad; Solo los rebeldes habitan en una tierra seca. Bendito sea el Señor, que cada día lleva nuestra carga, El Dios que es nuestra salvación. (Selah) Dios es para nosotros un Dios de salvación, Y a Dios el Señor pertenece el librar de la muerte.

SEMANA CUATRO: DÍA CUATRO

En la conmovedora conclusión de J.R.R. Tolkien sobre la trilogía de *El Señor de los Anillos*, el peso de una carga abrumadora llevó al protagonista, el joven Frodo Baggins, al borde de la derrota. Frodo, físicamente exhausto y perseguido por criaturas visibles e invisibles, camino al monte del Destino, finalmente colapsó. El terror inspirado por sus perseguidores, todos buscando el anillo encantado de Frodo, tuvo poca influencia en comparación con el cetro de bufon. El anillo lo controlaba y lentamente se comió su cordura, así como su habilidad para separarse de ella. En el momento de desesperación de Frodo, Samwise, el fiel amigo de Frodo, le pidió que recordara su tierra natal. Incapaz de hacerlo, Frodo perdió la esperanza. Armándose de valor, Samwise respondió siendo quizá la cita más icónica de la saga: "¡Ven, señor Frodo!" "No puedo llevarlo por usted, pero puedo llevarlo a usted" (Tolkien). Levantando a su amigo, Sam procedió a llevar a Frodo el resto del camino cuesta arriba hasta su destino final. El cargo a Frodo cuando Frodo no podía cargarse a sí mismo.

Esta conmovedora historia es ficción, sin embargo, nos proporciona una pequeña comprensión del cuidado del Señor como se describe en el Salmo 68. En este salmo, el escritor alaba al Señor por su protección compasiva y amorosa. Dios es representado con ternura, atendiendo las necesidades de aquellos que han sido abandonados, que sufrieron pérdidas o fueron maltratados. El Señor está íntimamente familiarizado con todas nuestras necesidades, como dice el versículo 19: "cada día lleva nuestra carga, el Dios que es nuestra salvación" (Salmo 68:19b).

El Salmo 68 es un hermoso Salmo para recordarnos el amor que el Señor tiene por nosotros, pero también es una rica herencia para compartir con nuestros hijos.

Llegará un día en que tu precioso pequeño se encontrará con dificultades personales. Cuando eso sucede, deben ser recordados de los atributos de Dios como se describe en el Salmo 68.

- Dios es digno de alabanza.
- Él cabalga sobre las nubes y gobierna sobre todos los seres vivos.
- Es un defensor de los pobres y maltratados.
- Es un padre para los huérfanos.
- Establece a los que han sido abandonados y libera al prisionero.
- Él diariamente lleva nuestras cargas.

Si creemos estos hechos acerca de Dios, entonces realmente cambian la vida. Si Dios verdaderamente es el gobernante de todos los seres vivos, aboga por los pobres y el padre de los huérfanos, ¿no se le pueden confiar nuestras cargas? La historia de Sam y Frodo es inspiradora porque es completamente contradictoria a la naturaleza de nuestra cultura.

Pocas personas preciosas están dispuestas a llevar las

cargas de los demás, incluso menos son capaces de hacerlo. Dios, sin embargo, dice que Él puede. Él está dispuesto. Esta es una prueba de su indescriptible amor por nosotros. Este es el amor por el que vale la pena alabarlo.

En este momento, en esta etapa temprana de la vida de tu hijo, establece el precedente de adorar al Señor por Su indescriptible amor por nosotros. Él es íntimo con nuestras necesidades y se preocupa profundamente por nosotros. Ora para que esta sea la base sobre la cual tu hijo construya su fe y su vida.

MAMÁ QUE REDIME

Dios Padre,

Gracias por este precioso pequeño a quien me has dado para amar y cuidar. Oro para que a medida que crezcan, me ayudes a ser fiel compartiendo con ellos el amor que nos tienes. Gracias por conocer tan íntimamente todas sus necesidades y porque quien eres, nunca cambiará. Por favor, ayúdalos a saber y creer que tu eres digno de toda alabanza. Eres digno de adoración. Estás cerca y estás íntimamente familiarizado con el corazón de mi hijo. Por favor, ablanda su corazón para ti y permite que su voz cante algún día tus alabanzas.

En el precioso nombre de Jesús, Amén.

Día Cinco

SOSTENIDA: ACCIÓN DE GRACIAS

SALMOS 73:1-4, 17-18, 23-28

Ciertamente Dios es bueno para con Israel, Para con los puros de corazón. En cuanto a mí, mis pies estuvieron a punto de tropezar, Casi resbalaron mis pasos. Porque tuve envidia de los arrogantes Al ver la prosperidad de los impíos. Porque no hay dolores en su muerte, Y su cuerpo es robusto. Hasta que entré en el santuario de Dios; entonces comprendí el fin de ellos. Ciertamente Tú los pones en lugares resbaladizos; Los arrojas a la destrucción. Sin embargo, yo siempre estoy contigo; Tú me has tomado de la mano derecha. Con Tu consejo me guiarás, y después me recibirás en gloria. ¿A quién tengo yo en los cielos sino a Ti? Fuera de Ti, nada deseo en la tierra. Mi carne y mi corazón pueden desfallecer, Pero Dios es la fortaleza de mi corazón y mi porción

MAMÁ QUE REDIME

para siempre. Porque los que están lejos de Ti perecerán; Tú has destruido a todos los que te son infieles. Pero para mí, estar cerca de Dios es mi bien; En Dios el Señor he puesto mi refugio Para contar todas Tus obras.

Hace poco más de cincuenta años, Joni Eareckson Tada, cristiana, defensora del ministerio de discapacidad, cantante, autora y artista, sufrió un accidente de buceo que cambiaría su vida para siempre. Antes de saltar, era una mujer atlética, fuerte, de diecisiete años, con las posibilidades del mundo infinitamente abiertas para ella. Durante el verano después de su graduación de la escuela secundaria, Joni fue a nadar en la bahía de Chesapeake y se zambulló en aguas mucho más profundas de lo que esperaba. En su impacto, se fracturó la médula espinal entre las vértebras cervicales cuarta y quinta, dejándola cuadripléjica.

Joni luchó con una variedad de emociones después de su accidente: negación, desesperación, duda y depresión. Finalmente, volviendo a la única verdad que sabía, Joni buscó al Señor para darle sentido a su tragedia personal. El Señor no solo cambió su actitud y le dio alegría y propósito en su discapacidad, sino que la usó para ser una de las jugadoras más influyentes en el ministerio de discapacidad en todo el mundo. Ahora, reflexionando sobre su tiempo como persona con discapacidad,

SEMANA CUATRO: DÍA CINCO

Tada dice: "Realmente preferiría estar en esta silla de ruedas conociendo a Jesús como lo hago antes que estar de pie sin él" ("Reflexiones sobre el 50 aniversario de mi accidente de buceo").

Estas son las palabras de alguien íntimo con sufrimiento pero también muy consciente de la gracia sustentadora de la Palabra de Dios. En sus reflexiones, Tada habla con alegría y como una persona que ha sido bendecida, lo cual es cierto, porque esta situación la ha llevado a una relación profunda con Dios. La pregunta entonces pide que la pregunten: ¿Tu oras para que la gracia del Señor sea suficiente para tu hijo, independientemente de los desafíos que enfrentan en sus vidas?

En las palabras de este pasaje encontramos a alguien totalmente absorto en el Señor. El Señor satisface todas sus necesidades de compañerismo, ya que el autor dice que desea "fuera de ti, nada deseo en la tierra" (v. 25). El Señor otorga estabilidad que no se puede encontrar en la salud personal o la fuerza juvenil (v. 26). El escritor es consciente de que lo único que necesita es la presencia de Dios; Dios es su refugio (v. 28) pero también el objeto de sus deseos y adoración. Esto no es simplemente una oración de boca ni un acto de religiosidad piadosa. Estas son las palabras de alguien apasionadamente enamorado del Señor. Estas son las oraciones de alguien que es sostenido por el Señor, sin importar las situaciones que pueda enfrentar.

Mientras oras por tu hijo, consciente de la inevitabilidad del sufrimiento en esta vida, quizás cambies tu enfoque de protección por las pruebas a ser sostenido a través de ellas.

Ora para que el Señor se convierta en su fuente de refugio, que Su presencia se convierta en todo lo que necesitan y desean. Ora para que aprendan a ser sostenidos por la presencia de Dios, para que puedan ver las pruebas como oportunidades de crecimiento y regocijo.

———————

Querido Señor,

Gracias por ser realmente mi fuente de fortaleza y estabilidad. ¿A quién tengo en el cielo sino a ti? No merezco tu protección o provisión para mí, sin embargo, me la das con tanta gracia. Gracias porque también te importan mucho las necesidades de mi hijo. Señor, sé que un día (inserta el nombre del niño) pasará por el sufrimiento, ya sea por una discapacidad física, ruina financiera o la pérdida de un ser querido. Sé que en este mundo los problemas están garantizados porque este mundo está estropeado y te necesita. Te ruego que te reveles a (inserte el nombre del niño) para que sepan que tu presencia es todo lo que necesitan. Permíteles descansar en tu refugio y prepáralos con la fuerza para ser sostenidos a través de cualquier prueba que pueda llegarles.

En el nombre de Jesús, Amén.

Día Seis

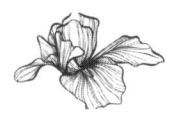

CUBRIR MI BOCA: CONFESIÓN

SALMOS 141:1-5

Oh Señor, a Ti clamo, apresúrate a venir a mí. Escucha mi voz cuando te invoco. Sea puesta mi oración delante de Ti como incienso, El alzar de mis manos como la ofrenda de la tarde. Señor, pon guarda a mi boca; Vigila la puerta de mis labios. No dejes que mi corazón se incline a nada malo, Para practicar obras impías Con los hombres que hacen iniquidad, Y no me dejes comer de sus manjares. Que el justo me hiera con bondad y me reprenda; Es aceite sobre la cabeza; No lo rechace mi cabeza, Pues todavía mi oración es contra sus obras malas.

MAMÁ QUE REDIME

¿Alguna vez has dicho algo completamente lamentable? ¿Quizás brindaste consejo no solicitado para padres, sobre dietas o consejos sobre relaciones? Así de rápido como salió de tu boca, deseaste tener una red para recogerla y meterla de regreso en el fondo de tu garganta.

Con los pequeños, es muy valioso tener una forma de hablar moderada y no permitir que las palabras vuelen sin control, pero ¿cómo lo hacemos prácticamente? ¿Cómo capacitamos a nuestros hijos para que sean sabios con sus palabras cuando el habla compulsiva podría ser un vicio nuestro?

En el Salmo 141, el escritor hace peticiones específicas con respecto a su forma de hablar en los diez versos cortos. Le pide al Señor dos veces que escuche sus gritos de ayuda y dos veces que acepte su oración (v.1-2), busca discernimiento en su hablar (v. 3-4), y le pide corrección de los justos, que su oración sea testimonio contra las malas acciones de otros (v. 5).

Parece que el escritor de este salmo entendió la gravedad del hablar imprudentemente, ya que le pide al Señor que ponga guarda en su boca y que proteja lo que sale de sus labios. Esta imagen de una puerta fortificada de la ciudad parece un poco severa para un hombre que busca sabiduría en su forma de hablar. Pero el escritor va un paso más allá, pidiendo deseos puros y liberación de actividades pecaminosas.

Es interesante que el escritor pida pensamientos puros

cuando busca palabras puras.

Este tema, sin embargo, se repite en toda la Biblia. En Proverbios 4:23-24, el autor escribe: "Con toda diligencia guarda tu corazón, porque de él brotan los manantiales de la vida. Aparta de ti la boca perversa y aleja de ti los labios falsos". En Mateo 15:19, Jesús enfatiza que el fruto del corazón influye en el fruto de los labios cuando dice: "Porque del corazón provienen malos pensamientos, homicidios, adulterios, fornicaciones, robos, falsos testimonios y calumnias".

Nuevamente, Jesús destaca la importancia de un corazón recto con respecto al habla pura cuando dice: "Porque de la abundancia del corazón habla la boca" (Mateo 12:34b). Claramente, el tema del habla pecaminosa no es tan simple como un mal pensamiento a través de comentarios o críticas descuidadas. Nuestras palabras reflejan nuestro corazón.

Mientras escuchamos nuestras propias bocas y las de nuestros hijos hablando cosas que reflejan un corazón pecaminoso, modelemos la humildad necesaria para sanación y victoria. Con el salmista, pidamos al Señor que trabaje en nuestros corazones y nuestras bocas, para que podamos hablar libremente desde un corazón puro.

MAMÁ QUE REDIME

Señor Dios,

Confieso que a veces mis palabras y mi corazón no son agradables para ti. Sé que mi forma de hablar refleja mi corazón, y quiero que mi corazón refleje tu corazón. Por favor, ayúdame mientras hablo frente a mi pequeño, que mi conversación sea de un corazón puro. Por favor, perdóname cuando esté lejos de eso. Por favor, ayuda a (inserta el nombre del niño) para un día comprenda lo que significa tener un corazón puro, y oro para que te sigan en sus pensamientos, sus palabras y sus acciones. Por favor redime las palabras de mi boca.

En el precioso nombre de Jesús, Amén.

Día Siete

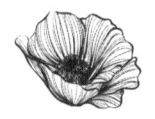

OBEDIENCIA: SÚPLICA

SALMOS 112:1-4, 7-9

¡Aleluya! Cuán bienaventurado es el hombre que teme al Señor, Que mucho se deleita en Sus mandamientos. Poderosa en la tierra será su descendencia; La generación de los rectos será bendita. Bienes y riquezas hay en su casa, Y su justicia permanece para siempre. Luz resplandece en las tinieblas para el que es recto; Él es clemente, compasivo y justo. No temerá recibir malas noticias; Su corazón está firme, confiado en el Señor. Su corazón está seguro, no temerá, Hasta que vea vencidos a sus adversarios. Con liberalidad ha dado a los pobres; Su justicia permanece para siempre; Su poder será exaltado con honor.

A lo largo de la Biblia, así como en el curso de la historia humana, ha habido historias de aquellos que han sido bendecidos por vivir vidas obedientes al Señor. Uno de esos hombres fue Jim Elliot. Elliot caminó con el Señor, escribiendo diarios de sus tiempos a solas con Dios que nos avergonzarían a muchos de nosotros. Leyó la Biblia con voracidad y pasión. Se unió a una misión para servir a los indios Waodani, una tribu conocida por ser peligrosa. A pesar de la amenaza de peligro personal, Jim Elliot sintió el llamado a servirlos y llevarles el evangelio. Y el 8 de enero de 1957, Elliot y sus cuatro compañeros fueron asesinados bajo falsa acusación de malos tratos hacia los nativos. ¿Fue este hombre bendecido por el Señor? Murió joven, solo tenía veintiocho años, dejando una viuda y una hija de diez meses. Murió sin ver a un convertido de su trabajo misionero y sin activos financieros significativos.

¿Qué lo hizo bendecido?

Volviendo al Salmo 1, este pasaje enfatiza cuán bendecido es el que obedece al Señor. También similar al Salmo 1, el escritor articula que este hombre se deleita (Salmo 112:1) o encuentra placer (Salmo 1:2) al obedecer los mandamientos del Señor. Este salmo continúa explicando que tal persona está libre de temor (Salmo 112: 7), tiene confianza y confía en Dios (Salmo 112:7), su corazón está seguro y es victorioso en lo que hace. (Salmo 112:8). Es generoso, lleno de integridad, y se le da un futuro de ser vindicado y honrado (Salmo 112:9). Este

SEMANA CUATRO: DÍA SIETE

hombre no solo está bendecido en términos materiales sino también en la fuerza de carácter y reputación. Es un hombre para ser honrado y admirado.

¿Cómo nosotros, como madres, alentamos a nuestros pequeños a ser bendecidos por Dios? Creo que la respuesta se encuentra tanto en el Salmo 1 como en el Salmo 112. Hay bendición al obedecer la Palabra de Dios y al deleitarse y guardar Sus mandamientos. Esto solo se puede lograr conociendo la Palabra de Dios, o en el caso de nuestros pequeños, enseñándoles la Palabra de Dios.

Y debemos enseñarles.

Esto no quiere decir que nuestra meta como madres es ayudar a nuestros hijos a establecer su punto de vista sobre el reino milenario antes que lleguen a preescolar o comprender cada aspecto de la gracia de Dios o la obra del Espíritu Santo. Es probable que nosotros mismos no comprendamos completamente todas estas áreas de la doctrina. Pero es esencial que seamos fieles enseñándoles los mandamientos del Señor a nuestros hijos de todos modos.

¿Cómo hacemos eso? A través del tiempo personal en la Palabra. A través del estudio. Buscando ayuda de un cónyuge que busca de Dios. Preguntándole a tu pastor. Es crucial que desarrolles la educación espiritual de tu hijo para que conozca y comprenda los mandamientos del Señor y lo que se necesita para cumplirlos.

¿De qué otra manera puede entender su incapacidad para mantenerlos? ¿De qué otra manera sabrá que necesita a Jesús?

¿Qué pasa si tu hijo es llamado a llevar una vida como Jim Elliot? ¿Qué pasa si tú lo entrenas en los caminos del Señor y su recompensa es que ellos sufran por Él? ¿Entonces qué? Puedo sugerir la respuesta de Pablo al sufrimiento, como se describe en su segunda epístola a la iglesia de Corinto.

Pues esta aflicción leve y pasajera nos produce un eterno peso de gloria que sobrepasa toda comparación, al no poner nuestra vista en las cosas que se ven, sino en las que no se ven. Porque las cosas que se ven son temporales, pero las que no se ven son eternas (2 Corintios 4:17-18).

Mira las bendiciones eternas que el Señor desea dar a tu hijo. Entrégalos para que sigan Su voluntad, sea la que sea. Finalmente, entrena a tus hijos en justicia, para que sepan lo que significa ser obediente al Señor.

SEMANA CUATRO: DÍA SIETE

Querido Padre,

Muchas gracias por el regalo de mi hijo. Gracias por los buenos planes que tienes para ellos y para sus vidas. Gracias porque deseas más que nada que te amen, te obedecen y se sometan a tu voluntad. Gracias porque tus planes para ellos son buenos, ya sea que esa bendición llegue en esta vida o en la vida venidera. Ayúdame a confiarte la vida de mi hijo y por favor ayúdame a ser fiel instruyéndolos en tu Palabra con toda diligencia. Por favor, fortaléceme con tu Espíritu Santo para la tarea encomendada.

En el precioso nombre de Jesús, Amén.

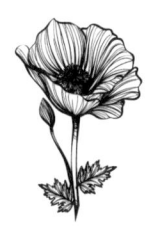

Semana Cinco

"Estas cosas les he hablado para que en Mí tengan paz. En el mundo tienen tribulación; pero confíen, Yo he vencido al mundo."

JUAN 16:33

Día Uno

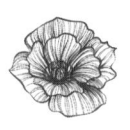

HOGAR: ACCIÓN DE GRACIAS

SALMOS 84:1-5

¡Cuán preciosas son Tus moradas, Oh Señor de los ejércitos! Anhela mi alma, y aun desea con ansias los atrios del Señor; Mi corazón y mi carne cantan con gozo al Dios vivo. Aun el gorrión ha hallado casa, Y la golondrina nido para sí donde poner sus polluelos: ¡Tus altares, oh Señor de los ejércitos, Rey mío y Dios mío! ¡Cuán bienaventurados son los que moran en Tu casa! Continuamente te alaban. (Selah) ¡Cuán bienaventurado es el hombre cuyo poder está en Ti, En cuyo corazón están los caminos a Sión!

MAMÁ QUE REDIME

Hay algo tan atractivo acerca de los shows de remodelación del hogar. Aunque todos parecen ser variaciones de un tema, a muchas personas les encanta ver que el remodelador transforma una casa destartalada en algo que pertenece a la revista *Home*. Durante muchos años, un equipo de esposo y esposa transformó casas sencillas e incluso feas en todo el centro de Texas en lugares bellos. Sus proyectos requirieron trabajo esencial e inversiones financieras significativas, pero el resultado final valió la pena. Al dar nueva vida a estos cadáveres de casas, la pareja derribaría paredes, abrían espacios, cambiaban cerámica, reorganizaban y surgían con la visión que habían previsto desde el principio.

La gente ama la belleza. Independientemente del espacio o estructura, algo dentro de nuestros corazones se siente atraído por lo bello. Anhelamos estar rodeados de aquello que cautiva nuestros ojos y pone nuestros corazones en reposo. Un lugar al que podamos llamar hogar. ¿Te has preguntado alguna vez por qué? ¡Estamos destinados a anhelar nuestro futuro hogar, sabiendo que este mundo no durará para siempre!

El salmista en el Salmo 84 dice que el lugar donde vive el Señor es precioso. El Creador de todas las cosas bellas se rodea de belleza. Esta morada del Señor es un lugar de adoración, uno que trae gozo. Es un lugar de seguridad y descanso para todos Sus hijos. Los que buscan viajar y vivir allí son bendecidos. A diferencia de los programas de remodelación del hogar, este lugar no necesita renovación; No necesita nada.

Es la casa de Dios, y más que ser simplemente bella, es la respuesta a todos nuestros anhelos más profundos en esta tierra.

Nuestros deseos de ser conocidos, de ser amados

Estar seguros,

Ser bienvenidos,

Estar en paz, todo culmina en nuestro futuro hogar: la casa de Dios.

Jesús promete que para aquellos que depositan su fe en Él, ha reservado un espacio en la casa de Dios. Él habla directamente a esto cuando dice:

"Y si me voy y les preparo un lugar, vendré otra vez y los tomaré adonde Yo voy; para que donde Yo esté, allí estén ustedes también. Y conocen el camino adónde voy" (Juan 14:3-4).

Sin embargo, más que una mansión, el hogar de Dios es el lugar donde la maldición de nuestro pecado es eliminada para siempre. Todo el dolor del mundo pecaminoso se elimina a medida que moramos en la presencia del Señor. Como dice en el libro final de la Biblia:

Entonces oí una gran voz que decía desde el trono: "El tabernáculo de Dios está entre los hombres, y Él habitará entre ellos y ellos serán Su pueblo, y Dios mismo estará entre ellos. Él enjugará toda lágrima de sus ojos, y ya no habrá muerte, ni habrá más duelo, ni clamor, ni dolor, porque las primeras cosas han pasado" (Apocalipsis 21:3-4).

Este es el hogar de alguien que, como dice el salmo repetidamente, gobierna sobre todo. Su supremacía gobierna sobre todos los peligros, ofreciéndonos seguridad. Su amor gobierna sobre todas las acusaciones, condenas y temores. Su justicia mantiene el pecado lejos de Su morada. Para aquellos que creen en Jesús y tienen perdón de pecados, este es también su hogar.

Si este día estás luchando con el peso del mundo, o tal vez te preocupes por las luchas que desgastarán a tu pequeño, tómate un tiempo para adorar al Señor por Su morada en la que El ha preparado un lugar para ti. Dale gracias por Su belleza y por el deseo de belleza que ha puesto en tu corazón. Medita en la belleza de la morada que Dios ha prometido para los que creen.

Agradece al Señor que ha preparado un hermoso hogar para ti: el Cielo.

SEMANA CINCO: DÍA UNO

Oh Señor que gobierna sobre todo,

Gracias porque enviaste a tu Hijo para que vaya adelante de mí y prepare un lugar para mí en tu Cielo. Gracias porque tú hogar es hermoso porque tú moras allí. Gracias porque tú presencia llena tu morada de gloria, majestad, fuerza y paz. Gracias por tu amor por mí, que me hayas incluido en tu casa y hacer un lugar para mí. Gracias por quien eres. Eres glorioso. Eres hermoso. Eres fuerte. Eres poderoso. Tú gobiernas sobre todo.

Alabo tu nombre, Amén.

Día Dos

RESONAR: ADORACIÓN

SALMOS 29:2-5, 7-8

Tributen al Señor la gloria debida a Su nombre; Adoren al Señor en la majestad de la santidad. Voz del Señor sobre las aguas. El Dios de gloria truena, El Señor está sobre las muchas aguas. La voz del Señor es poderosa, La voz del Señor es majestuosa. La voz del Señor rompe los cedros; Sí, el Señor hace pedazos los cedros del Líbano; La voz del Señor levanta llamas de fuego. La voz del Señor hace temblar el desierto; El Señor hace temblar el desierto de Cades.

SEMANA CINCO: DÍA DOS

De todas las frases trilladas, "Los palos y las piedras pueden romper mis huesos, pero las palabras nunca me harán daño" podrían ser la má falsa. Si alguna vez has pasado un tiempo considerable con un adolescente, sabes que las palabras ejercen peso y poder. Un comentario malintencionado acerca de estar con sobrepeso puede empujar a un joven adolescente a un trastorno alimenticio. Un comentario despectivo sobre alguien que actúa de manera afeminada puede hacer que un joven adulto cuestione, dude o se avergüence de su sexo. Atacar a alguien por una discapacidad o debilidad puede hacer que se aísle y evite la ayuda que necesita para alcanzar la verdadera independencia.

Conociendo la enorme influencia que pueden tener las palabras, es necesario que guiemos a nuestros preciosos pequeños para que escuchen las palabras más fuertes y mejores. Debemos enseñarles a escuchar las palabras de nuestro Padre. Si se familiarizan íntimamente con lo que Él dice acerca de sí mismo y de ellos, serán defendidos y preparados para manejar sabiamente la cacofonía de la vida.

El Salmo 29 es un pasaje perfecto para meditar en la voz de Dios, porque se enfoca en el tema de la voz del Señor. En este salmo, aprendemos que la voz del Señor se escucha sobre el agua; es poderosa, majestuosa y rompe los cedros. La voz del Señor es una fuerza que hay que temer y escuchar.

¿Aunque, cómo, hacemos que nuestros hijos aprendan a escuchar y comprender la voz del Señor? Primero debemos enseñarles quién es el Señor y qué ha hecho Su voz.

La voz del Señor se escucha sobre el agua, y es la voz que moldeó el agua (Génesis 1:9).

La voz del Señor prometió redención para un pueblo pecador (Génesis 3:15) y ante las palabras "consumado es" (Juan 19:30) el Hijo de Dios compró nuestro perdón.

La voz del Señor sanó a los enfermos (Mateo 15:28, Marcos 2:11-12).

La voz del Señor ordenó a los espíritus inmundos que se fueran, y ellos obedecieron (Marcos 5:8,13).

La voz del Señor resuena como una trompeta (Apocalipsis 1:10).

La voz del Señor trae condenación y juicio, así como reconocimiento y alivio (Mateo 25:35-45).

La voz del Señor calma la tormenta y habla paz a nuestros corazones cansados (Marcos 4:39).

Las personas que escuchan la voz del Señor crecen en sabiduría (Daniel 2:23).

A tus hijos no se les enseñará a escuchar la voz del Señor por el mundo, así que deben ser enseñados por ti. Mientras crías a tu pequeño, tómate un tiempo para

SEMANA CINCO: DÍA DOS

mostrarle cómo la voz del Señor ha obrado a través de la historia del mundo. ¿Qué tal si hacemos eso usando las palabras de Dios que están disponibles para nosotros en la Biblia?

Enseña a tu hijo la Biblia de principio a fin, resaltando los poderosos actos del Señor. Mientras le enseñas, ora por su salvación; ora por eso ahora, ora fielmente hasta que veas que tus oraciones son respondidas. Porque sin conocer al Señor, ¿cómo van a escuchar su voz? Sin escuchar su voz, ¿cómo van a diferenciar los pensamientos correctos con los del mundo?

Gracias Padre, porque en tus palabras hay vida y verdadera sabiduría. Gracias porque tu voz resuena con poder y fuerza y ante tu nombre un día todos se inclinarán. Ayuda a mi hijo a comprender la necesidad de conocer y escuchar tu voz para que puedan andar en tus caminos todos los días de su vida. Por favor, permite que su corazón sea sensible a tu Espíritu Santo, que les permita llegar a un conocimiento salvador de quién tu eres. Gracias por revelarnos tus palabras a través de tu Escritura. Por favor, ayúdame a ser una fiel maestra de tus palabras para mi precioso pequeño.

En tu poderoso nombre, Amén.

Día Tres

RECONSTRUIR: CONFESIÓN

SALMOS 147:2-6

El Señor edifica a Jerusalén; Congrega a los dispersos de Israel; Sana a los quebrantados de corazón Y venda sus heridas. Cuenta el número de las estrellas, Y a todas ellas les pone nombre. Grande es nuestro Señor, y muy poderoso; Su entendimiento es infinito. El Señor sostiene al afligido Pero humilla a los impíos hasta la tierra.

SEMANA CINCO: DÍA TRES

¿Alguna vez te has sentido tentada a eliminar los iconos de noticias de tu barra de búsqueda en tu navegador? Me han cansado tanto las burlas políticas, las disputas sociales y los ataques de violencia que han acorralado nuestro mundo que rara vez busco actualizaciones de noticias. El pecado definitivamente está vivo y bien.

Con frecuencia, también recibo actualizaciones sobre cómo la iglesia cristiana sufre la persecución mundial, y con una pequeña preciosa hija a quien proteger, quiero apagar mi teléfono y olvidar que el mal está en el mundo. Quizás hayas enfrentado estas mismas emociones abrumadoras mientras lees sobre errores que nunca podras corregir personalmente. Quizás consideres qué persecuciónes personales puede tener que enfrentar tu hijo y hagan que se estremezca.

¿Qué ofrecen, entonces, los Salmos como consuelo y dirección para una madre que ora y desea proteger a su hijo de los males de este mundo? El Salmo 147 es un lugar perfecto para anidar y obtener fuerza para tiempos difíciles. En este salmo aprendemos que el Señor está en el negocio de la restauración. Trae a los exiliados del cautiverio. Él es quien sana y restaura a los que están emocional y físicamente abatidos. Él viene al lado de los oprimidos y los levanta. Estas declaraciones revelan verdades importantes acerca de nuestro Dios. Dios esta sumamente consciente de nuestro sufrimiento.

¿De qué otra manera podría saber de dónde rescatar a

los exiliados y dónde devolverlos? ¿Quién le dijo al Señor cuándo rescatar a los quebrantados de corazón y cual sería la manera de sanar sus corazones? No necesita que se lo digan porque ya lo sabe. La primera confirmación que ofrece este salmo es que el Señor es consciente del sufrimiento en nuestro mundo y del sufrimiento que tu y tu hijo enfrentarán. Él esta sumamente consciente de todas nuestras necesidades y es muy capaz de satisfacerlas.

En segundo lugar, el salmista nos recuerda que meditemos en el poder del Señor. Él dice que el Señor es grande y tiene poder asombroso. No está a merced de nuestro sistema político o de los disturbios gubernamentales. Él está por encima y más allá de cualquier creación hecha por el hombre.

Jesús habló acerca de este tema al final de su tiempo en la tierra. Sabiendo que su muerte era inminente, advirtió a sus discípulos que regresaría al Padre y que su grupo de discípulos se dispersaría. En lugar de prometerles facilidad física o entrega, Jesús alentó a Sus seguidores a mantener una perspectiva celestial cuando dijo:

Estas cosas les he hablado para que en Mí tengan paz. En el mundo tienen tribulación; pero confíen, Yo he vencido al mundo (Juan 16:33).

Estas mismas palabras de consuelo deberían alentar nuestros corazones. No se nos ha prometido una vida

SEMANA CINCO: DÍA TRES

de seguridad y protección; tu no la tienes y tu hijo tampoco la tiene.

Pero para aquellos de nosotros que confiamos en Cristo como nuestro Señor y Salvador, podemos unir nuestros nombres a esta promesa; Hemos vencido al mundo en Cristo! Esta es la esperanza que tenemos y la razón de nuestras vidas. Esta es la esperanza que tiene tu hijo y esta es la esperanza que debes enseñarles. Así que enséñale estas verdades gemelas a tu pequeño al ver el mundo quebrantado en el que han nacido:

- Dios conoce nuestro sufrimiento.
- Cristo ha vencido al mundo, y ellos también pueden experimentar esta victoria.

Celebra la restauración que ofrece el Señor. Este mundo y todas sus luchas no escapan de Su atención. Adórale por eso hoy y enséñale la verdad de quién es Él a tu pequeño.

MAMÁ QUE REDIME

Señor Dios,

Confieso que es muy fácil para mí mirar este mundo y querer preocuparme. Sé que nada se puede hacer fuera de ti. Hay tanta violencia y crueldad, y confieso que me pone ansiosa por mi hijo. Por favor, quita mi ansiedad y reemplázala con una confianza en tu conocimiento total del mundo y en tu victoria sobre el mundo. Gracias porque a traves del sacrificio de tu Hijo, también podré experimentar esa victoria a través de la vida eterna contigo.

En el nombre de Jesús, Amén.

Día Cuatro

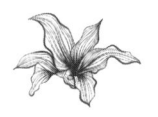

SANTO: ADORACIÓN

SALMOS 99:1-9

¡El Señor reina, estremézcanse los pueblos; Él está sentado como Rey sobre los querubines, tiemble la tierra! El Señor es grande en Sión, Y exaltado sobre todos los pueblos. Alaben Tu nombre grande y temible; Él es santo. El poder del Rey ama la justicia; Tú has establecido la equidad; Has hecho juicio y justicia en Jacob. Exalten al Señor nuestro Dios, Y póstrense ante el estrado de Sus pies; Él es santo. Moisés y Aarón estaban entre Sus sacerdotes, Y Samuel entre los que invocaron Su nombre; Ellos clamaron al Señor, y Él les respondió. Les habló en la columna de nube; Guardaron Sus testimonios, Y el estatuto que Él les dio. Oh Señor, Dios nuestro, Tú les respondiste; Fuiste para ellos un Dios perdonador, Pero también vengador de sus malas obras.

MAMÁ QUE REDIME

Exalten al Señor nuestro Dios, Y póstrense ante Su santo monte, Porque santo es el Señor nuestro Dios.

———

Según un estudio realizado en 2016 por el Grupo Barna, casi las tres cuartas partes de los Estados Unidos se identificarían como cristianos. Sin embargo, esta designación no parece influir en la fe que dicen tener. Basado en una métrica de varias preguntas sobre creencias cristianas básicas, casi la mitad de los estadounidenses encuestados fueron considerados poscristianos, ya que la mayoría de sus creencias no se alinearon con la doctrina cristiana básica, tales como que Jesús es sin pecado y la Biblia es precisa. Dadas estas estadísticas, no es sorprendente que algunas encuestas citen que tan solo el 17.7% de los estadounidenses asisten a la iglesia en un domingo determinado.

Mientras trabajas para proveer un clima saludable física y espiritualmente para tu hijo, ¿cómo te aseguras de que no contribuya negativamente a estas tristes estadísticas?

En el Salmo 99, el escritor enfatiza la importancia de adorar al Señor por muchos de Sus atributos, pero el más repetido en este pasaje es la santidad del Señor. En los nueve versículos de este salmo, se hace referencia a la santidad de Dios en múltiples ocasiones separadas, todo dentro del contexto de adoración y alabanza. Este atributo de santidad reaparece a menudo en las Escrit-

SEMANA CINCO: DÍA CUATRO

uras, refiriéndose a cosas que están separadas, dedicadas (para un propósito especial) o consagradas.

La vestimenta y comida sacerdotal de los israelitas, por ejemplo, se consideraban santas porque se dejaban para un uso muy específico.

El nombre de Dios se consideraba sagrado y por lo tanto, cuidadosamente se protegia de no ser usado en discursos vanos.

La naturaleza de Dios es santa, y muchas veces se le hace referencia a este atributo. Este nombre implica que Él es perfecto, sin pecado y completamente separado de la naturaleza de los demás. En el Antiguo Testamento, se hace referencia repetidamente al Señor como "el Santo de Israel" (Isaías 17:7, Isaías 30:15, Jeremías 50:29). Jesús es llamado "el Santo de Dios" durante su ministerio terrenal (Marcos 1:24). Finalmente, el tercer miembro de la Trinidad es conocido a menudo por su naturaleza de santidad como parte de su título (Lucas 11:13, Hechos 1:8).

Cuando estan frente a la santidad de Dios, las personas se ven obligadas a responder.

Isaías 6 muestra una breve imagen de una temporada oscura de la historia de Israel. Se puede decir que el último rey bueno del reino sur había muerto, y el profeta probablemente estaba desanimado, asumiendo que el surgimiento de un rey malvado traería juicio divino sobre la nación.

En este contexto, Isaías vio al Señor. Seres sobrenaturales lo atendian, y Su gloria se reveló de una forma maravillosa. Repetidamente, estas criaturas sobrenaturales adoraban interminablemente: "¡Santo, Santo, Santo, es el Señor de los ejércitos! ¡Llena está toda la tierra de Su gloria! (Isaías 6:3b).

Este hombre de Dios respondió en arrepentimiento, asumiendo que su muerte estaba sellada. ¿La razón de su terror? Cuando se enfrentó a la santidad de Dios, su pecado quedó claramente expuesto.

Esta debería ser también nuestra respuesta. A medida que comenzamos a comprender la profundidad de la santidad de Dios, descubrimos lo lejos que caemos de Su estándar. Entendemos nuestra necesidad de Su gracia salvadora, y nosotros, como el profeta Isaías, buscamos la misericordia del Señor.

Quizás la baja asistencia a la iglesia en nuestra nación, se debe a una apatía por la santidad de Dios. ¿Comprendemos que tan santo es el Señor? ¿Lo adoramos por este atributo y alabamos por ser tan perfecto en todas las forma y sin mancha y "otro" que nosotros? ¡Esta es razón para adorar!

A medida que crías a tu pequeño, ahora es el momento de inculcarles un conocimiento de la santidad de Dios. Adórale por Su posición de poder. Alabale por su naturaleza que es completamente diferente a ti y a mí. Modela un temor al Señor comprendiendo que Él no es como nosotros.

Se merece nuestra adoración. El es santo.

MAMÁ QUE REDIME

Misericordioso y Compasivo Dios,

Eres santo y tu santidad expone mi pecado tan claramente. Señor, sé que caigo tan lejos del estándar que estableciste de santidad. Señor, cuando empiezo a entender quién eres y tu naturaleza de santidad, todo lo que puedo hacer es alabarte por tu misericordia de perdonar mis pecados a través de Jesucristo. Por favor, enséñame a modelar tu alabanza a (inserta el nombre del niño). Por favor, ayúdame a adorarte por tu santidad y a enseñarle a mi hijo quién eres.

Alabo tu Santo nombre, Amén.

Día Cinco

DEFENDIDA: ACCIÓN DE GRACIAS

SALMOS 56:4-5, 8,11

En Dios, cuya palabra alabo, En Dios he confiado, no temeré. ¿Qué puede hacerme el hombre? Todo el día pervierten mis palabras; Todos sus pensamientos contra mí son para mal. Tú has tomado en cuenta mi vida errante; Pon mis lágrimas en Tu frasco; ¿Acaso no están en Tu libro? En Dios he confiado, no temeré. ¿Qué puede hacerme el hombre?

¿Alguna vez te has preguntado qué le pasaría a tu hijo si no pudieras cuidarlo? Con plataformas de noticias que hablan constantemente sobre el acoso, tiroteos masivos, accidentes automovilísticos y el abuso, hay mucho combustible para la ansiedad! Sin embargo, como madres que aman al Señor, es imperativo que aprendamos a no ceder ante la tentación de preocuparnos. Este salmo es un maravilloso recordatorio de nuestra seguridad en la capacidad del cuidado del Señor.

El escritor de este salmo se jacta de la protección del Señor, meditando repetidamente en la frase "¿qué me pueden hacer los hombres?" Fuera de contexto, podría no parecer demasiado alentador que uno de los grandes reyes de Israel tuviera seguridad en el Señor. Sin embargo, aunque David experimentó grandeza, este salmo no fue escrito durante una temporada de prosperidad. David había sido traicionado por un rey cruel y celoso, tuvo varios atentados contra su vida y fue expulsado de su tierra natal a la tierra de Gat (1 Samuel 21). En territorio enemigo, David se vio obligado a comportarse como un loco para escapar del interés no deseado del Rey. Qué punto tan bajo para un hombre tan grande, uno que el Señor había llamado a ser Rey (1 Samuel 16:1) y considerado un hombre según Su propio corazón (Hechos 13:22).

Este salmo testifica que aunque David estaba en un punto bajo de su vida, el Señor de ninguna manera había terminado de cumplir Sus propósitos para David.

SEMANA CINCO: DÍA CINCO

La mayor bendición que Dios tuvo para David, engendrar un hijo que sería del linaje del Mesías (Mateo 1:17), aún estaba por venir, junto con muchos otros elogios, victorias militares y logros políticos. Pero primero, Dios creó a un hombre que confiaba en Él, que entendía Su corazón.

La confianza de David no se basó en la falta de cosas que temer, sino en el conocimiento del poder de Dios. Él entendió que a pesar de su humillación personal y traición, el Señor todavía era Soberano sobre su situación y vida. El Señor todavía tenía logros asombrosos para David, y David confió en el Señor para ser rescatado.

Considerando la vida de David, debería motivar a hacernos la misma pregunta que él hizo. ¿Tu corazón hace eco de la confianza de David? Con Dios como tu defensor, ¿qué te pueden hacer los hombres a ti o a tu hijo? ¿Confías que el Señor es fiel independientemente de lo que Él te llame a hacer?

- ¿Te quiere en misiones en el extranjero? Se puede confiar en que El cuidará a tu hijo.
- ¿Te quiere en el lugar de trabajo? Se puede confiar en que El cuidará a tu hijo.
- ¿Te quiere en el ministerio de tiempo completo? Se puede confiar en que El cuidará a tu hijo.
- ¿Él quiere que abras tu hogar para el cuidado temporal de niños? Se puede confiar en que El cuidará a tu hijo.

El Señor es confiable para cumplir Sus propósitos en la vida de tu hijo, así como en la tuya. Descansa en la promesa de que el Señor es digno de confianza y que el Señor está de tu lado.

Señor Dios,

Te agradezco porque puedo confiar en ti, que proveerás en la vida de mi hijo en todas las situaciones. Te agradezco por sus vida, y te agradezco que independientemente a lo que llames a nuestra familia a hacer, serás fiel para protegernos y darnos lo mejor de acuerdo a tu voluntad y plan. Por favor, ayúdame a confiarte el niño que me has dado, y por favor, evita el pecado de idolatrar su seguridad por encima de la obediencia a tu voluntad. Gracias por estar de nuestro lado.

En el nombre de Jesús, Amén.

Día Seis

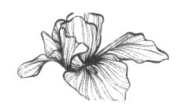

GOBERNADA: SÚPLICA

SALMOS 72:1-4

Oh Dios, da Tus juicios al rey, Y Tu justicia al hijo del rey. Juzgue él a Tu pueblo con justicia, Y a Tus afligidos con equidad. Traigan paz los montes al pueblo, Y justicia los collados. Haga el rey justicia a los afligidos del pueblo, Salve a los hijos de los pobres, Y aplaste al opresor.

MAMÁ QUE REDIME

Menos de dos semanas después del nacimiento de mi primer hijo, se celebraron elecciones de mitad de período. Intentando cumplir con mi deber cívico y deseando votar por un representante estatal específico, me dirigí a la oficina de nuestro distrito electoral. Sin embargo, al escanear mi boleta, me di cuenta de lo poco que sabía sobre los candidatos que figuran en mi tarjeta de votación. Con falta de sueño y confundida, sali del paso de algún modo, avergonzada por mi falta de conciencia política. Devolviendo la boleta completada al trabajador, esperaba desesperadamente estar alineada políticamente con los candidatos por los que acababa de emitir mi voto.

Probablemente lo último que tienes en mente es orar por la política como un ministerio para tu hijo. Pero al considerar el mundo en el que nació tu pequeño, la libertad política es parte integral de muchos aspectos de cómo vivirán, se educarán, trabajarán y adorarán. Mi pequeña aventura electoral me recordó lo ignorante que era sobre asuntos de gobierno. Sin embargo, esta es una arena en la que cada mamá, con o sin mentalidad política, debe ingresar. Más específicamente, tu debes entrar en oración, intercediendo por el mundo en el que tu hijo o hija vivirá su vida.

¿Por qué oras? Este salmo, probablemente escrito por el gran rey Salomón, describe una serie de elementos para ser considerados en oración. Varias veces en este breve pasaje, el escritor le pide a Dios que le otorgue al Rey la capacidad de tomar decisiones justas. Esta

SEMANA CINCO: DÍA SEIS

necesidad de discernimiento en nuestro liderazgo gubernamental es tan crucial hoy como lo fue durante la redacción de este salmo.

Como el presidente comanda el ejército, se ocupa de la política exterior y nombra jueces para la Corte Suprema (entre muchos otros deberes), su necesidad de sabiduría es grande. Orar por un gobernante justo que tome decisiones por un deseo de justicia es un lugar fantástico para comenzar.

El escritor describe una visión casi idealista de las montañas trayendo paz y un rey que defenderá a los oprimidos y necesitados. Si bien sabemos que la verdadera paz proviene de una relación personal con el Señor, siempre es bueno pedirle a Dios que permita la paz nacional a través de un líder piadoso. Repetidamente en toda la Biblia, el Señor ofrece seguridad nacional y bendicion para las naciones que lo siguen, (2 Crónicas 7:14, Levítico 26:3-6) para que podamos unirnos a esta oración al pedirle al Señor que permita que nuestros hijos vivan en una tierra caracterizada por la paz.

Además de esa oración, debemos buscar la salvación de nuestro gobernante (1 Timoteo 2:1-4), para que la forma en que respondamos a nuestra jerarquía gubernamental refleje nuestro respeto y amor por el Señor. También debemos orar para que nuestros hijos vivan sumisamente ante sus autoridades de gobierno, sabiendo que Dios los ha establecido en sus posiciones

(Romanos 13:1).

Independientemente que si estamos de acuerdo con las inclinaciones políticas de nuestro gobierno, la Escritura dicta que debemos honrar a estas autoridades. Por lo tanto, por obediencia a Dios, debemos modelar este respeto para que nuestros hijos lo sigan.

Mientras preparas a tu pequeño para crecer y estar seguro físicamente, considera comprometerte a orar por los líderes de la nación en la que vives, para que tu hijo pueda disfrutar de la paz y la seguridad de una nación gobernada por la justicia y comprometida con estándares rectos. Modela una oración fiel por el gobierno y en fe, busca a Dios para que cambie los corazones y puedan honrarlo.

Querido Dios,

Gracias por permitir a mi hijo nacer en este país y sociedad. Oro para que a medida que crezcan, puedan disfrutar de libertad para adorarte, trabajar y vivir sin temor a las autoridades. Oro para que permitas a los gobernantes de nuestro país tener sabiduría para gobernar con justicia y rectitud, para que esta nación sea una que honre tu nombre y tus principios. Gracias porque eres el Gobernante Supremo y toda la justicia viene de tu mano.

En el nombre de Jesús, Amén.

Día Siete

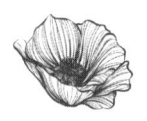

LIMPIA: CONFESIÓN

SALMOS 32:1-5, 7

¡Cuán bienaventurado es aquel cuya transgresión es perdonada, Cuyo pecado es cubierto! ¡Cuán bienaventurado es el hombre a quien el Señor no culpa de iniquidad, Y en cuyo espíritu no hay engaño! Mientras callé mi pecado, mi cuerpo se consumió con mi gemir durante todo el día. Porque día y noche Tu mano pesaba sobre mí; Mi vitalidad se desvanecía con el calor del verano. (Selah) Te manifesté mi pecado, Y no encubrí mi iniquidad. Dije: «Confesaré mis transgresiones al Señor»; Y Tú perdonaste la culpa de mi pecado. (Selah) Tú eres mi escondedero; de la angustia me preservarás; Con cánticos de liberación me rodearás. (Selah)

———

MAMÁ QUE REDIME

Hace muchos años, cuando mi hermano menor era solo un niño pequeño, tuvo una experiencia humorística que, en pequeña manera, era similar al Salmo 32. Mi hermano mayor y yo estábamos haciendo algo sin sentido, probablemente viendo una película para niños, cuando de repente mi madre se dio cuenta de que Joseph no estaba por ningún lado. Después de una breve búsqueda, ella lo ubicó detrás del gran sillón de cuero, agarrando un par de tijeras y con las marcas de un corte de pelo improvisado. Donde solía caer su flequillo, ahora solo había unos pocos pelos sueltos que de alguna manera se habían librado de los ataques irregulares de sus cuchillas a prueba de niños. Removiendo a mi hermano de su escondite y quitandole las tijeras a mi hermano, mi mamá se encontró con su defensa preparada, "no me corté el pelo".

El jurado no lo compró.

Si bien puede ser gracioso ver a los pequeños tratar de evitar el castigo por acciones incorrectas, ¿con qué frecuencia hacemos exactamente lo mismo? Así como mi hermano pequeño necesitaba que mi madre reparara sus acciones mal pensadas, asi también necesitamos desesperadamente la intervención de nuestro Padre para sanar y restaurar nuestros errores pecaminosos. Y sin embargo, ¿qué hacemos? Muy a menudo no somos mejores que nuestra madre y padre originales, señalando a los demás como los culpables de nuestros pecados (Génesis 3:12-13) y luchando contra la necesidad de con-

SEMANA CINCO: DÍA SIETE

fesar cualquier culpa personal o fechoría.

Sin embargo, el salmista nos anima a que quienes estén dispuestos a humillarse ante el Señor serán bendecidos porque el Señor perdonará sus pecados.

A medida que criamos a nuestros pequeños, debemos alentarlos a correr hacia Aquel que puede perdonar los pecados y restaurar las acciones incorrectas. Si bien necesitamos imponer una disciplina apropiada por los errores cometidos, también debemos extenderles misericordia cuando pecan, para que puedan ser guiados hacia su misericordioso Padre Celestial. Así como el salmista destaca en este pasaje, Dios es nuestro escondite. Él no es de quien debemos escondernos. Él es quien trae restauración en nuestras relaciones y sanación en nuestros corazones. Él es quien rompe los patrones cíclicos del pecado y nos da nuevos pensamientos y deseos.

En nuestras propias vidas, seamos rápidas para confesar los errores a nuestros cónyuges, hijos y compañeros. Anhelemos contarles a otros sobre el perdón que ofrece el Señor y de mostrarle a nuestros hijos que quienes son perdonados son aquellos que son bendecidos.

Padre celestial,

Gracias por ofrecer perdón a quienes invocan tu nombre, y aquellos que se humillan ante ti encontrarán perdón. Gracias porque eres tú quien puede ofrecer la sanación que tan desesperadamente necesitamos. Confieso que a menudo no vengo corriendo a ti para pedir perdón. Oro para que pueda yo modelar un corazón humilde y sumiso, y poder encontrar las bendiciones que ofreces al ser perdonados. Por favor ayuda a mi pequeño a crecer siendo sensible a tu Espíritu, que (inserte el nombre del niño) pueda comprender su necesidad de un salvador y su necesidad de perdón. Gracias por ofrecer ese perdón a través de la muerte y resurrección de tu Hijo por mis pecados. Confieso mi necesidad de tu perdón todos los días, y oro para que me ayudes a caminar en victoria en las áreas de pecado en las que lucho. Gracias Padre.

En el nombre de Jesús, Amén.

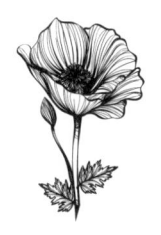

Semana Seis

"No les ha sobrevenido ninguna tentación que no sea común a los hombres. Fiel es Dios, que no permitirá que ustedes sean tentados más allá de lo que pueden soportar."

1 CORINTIOS 10:13A

Día Uno

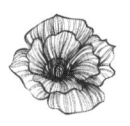

ENVIADA: SÚPLICA

SALMOS 67:3-7

Te den gracias los pueblos, oh Dios, Todos los pueblos te den gracias. Alégrense y canten con júbilo las naciones, Porque Tú juzgarás a los pueblos con equidad, Y guiarás a las naciones en la tierra. (Selah) Te den gracias los pueblos, oh Dios, Todos los pueblos te den gracias. La tierra ha dado su fruto; Dios, nuestro Dios, nos bendice. Dios nos bendice, Para que le teman todos los términos de la tierra.

Según las estadísticas de Wycliffe Traductores de Biblia, aún 2,163 idiomas no tienen acceso a las Escrituras en su idioma nativo. Sin embargo, todos los días, los cristianos son perseguidos e incluso martirizados por su compromiso con su fe en todo el mundo. Cuando consideras la necesidad junto al costo, ¿deseas ver a su hijo participar en el gran llamado que el Señor tiene para Sus seguidores? Este llamado se encuentra en el Evangelio de Mateo, hablado por Cristo antes de su regreso al cielo. En estos versículos El dice: "Vayan, pues, y hagan discípulos de todas las naciones, bautizándolos en el nombre del Padre y del Hijo y del Espíritu Santo" (Mateo 28:19). Este llamado es para todos los creyentes, no solo para los pastores y aquellos que están en el ministerio a tiempo completo. Todos estamos llamados a hacer discípulos de Jesús, a compartir que Él murió para pagar el precio de nuestros pecados y que al confesar nuestros pecados y creer en Su obra, cada uno podemos ser salvos.

Este salmo se centra en el deseo del escritor de ver que el Señor sea adorado en todo el mundo. Aunque escrito antes de la venida de Cristo, el escritor comprende la belleza de todas las personas uniendose de manera colectiva y alabando al Señor; todas las naciones, todas las personas, representando a toda la tierra. ¿Te puedes imaginar cada nación de la tierra adorando al Señor? Qué espectaculo seria. Es maravilloso considerar cómo la adoración unificada al Señor traería la verdadera paz

SEMANA SIES: DÍA UNO

a los gobiernos rotos, esperanza a los países deteriorados por la pobreza y restauración a relaciones esclavizadas por el pecado.

Sin embargo, esto solo puede suceder si todas las personas conocen al Señor. La necesidad de compartir en todo el mundo las buenas nuevas de Jesús se repite en todas la Escrituras, pero un pasaje en particular lo señala y se encuentra en Romanos capítulo 10 donde el escritor dice:

¿Cómo, pues, invocarán a Aquel en quien no han creído? ¿Y cómo creerán en Aquel de quien no han oído? ¿Y cómo oirán sin haber quien les predique? ¿Y cómo predicarán si no son enviados? Tal como está escrito: «¡Cuan hermosos son los pies de los que anuncian el evangelio del bien!» (Romanos 10:14-15).

El deseo de nuestro Dios es ver a todas las personas adorandole. Su corazón es ver que los corazones se vuelvan a Él en arrepentimiento y reconciliación. Sin embargo, la pregunta es ¿deseamos ver a nuestros pequeños involucrados en la obra del Señor? ¿A que costo?

Mientras oramos por la seguridad física de nuestros hijos, por su crecimiento y sabiduría como personas, por su futuro y educación, agreguemos a nuestra lista que deseen involucrarse en la obra del Señor. Qué hermoso sería ver a tu pequeño ayudar a hacer realidad este salmo: ver a todas las naciones adorar al Señor y darle la gloria que se merece.

Eso sería un legado.

Querido Dios,

Es el deseo de mi corazón ver tu nombre glorificado y magnificado en toda la tierra. Deseo ver que la iglesia se vuelva cada vez más diversa a través de tu evangelio que llegue a cada nación y pueblo. Por favor ayudame a desear ver a mi hijo servirte en cualquier area que tu lo llames. Por favor alinea mi corazón con el tuyo, que yo quiera que tu bondad sea compartida con las naciones, más que la seguridad de mi hijo. Por favor, permite que todas las naciones te alaben y te agradezcan de la manera que te mereces. Por favor, deja que tus buenas nuevas avancen y seas glorificado en la vida de mi hijo.

En el nombre de Jesús, Amén.

Día Dos

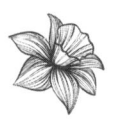

RESTAURADA: CONFESIÓN

SALMOS 3:3-8

Pero Tú, oh Señor, eres escudo en derredor mío, Mi gloria, y el que levanta mi cabeza. Con mi voz clamé al Señor, Y Él me respondió desde Su santo monte. (Selah) Yo me acosté y me dormí; Desperté, pues el Señor me sostiene. No temeré a los diez millares de enemigos Que se han puesto en derredor contra mí. ¡Levántate, Señor! ¡Sálvame, Dios mío! Porque Tú hieres a todos mis enemigos en la mejilla; Rompes los dientes de los impíos. La salvación es del Señor. ¡Sea sobre Tu pueblo Tu bendición! (Selah)

Ser tentado es una característica inevitable de la experiencia humana. Quizás sea difícil de imaginar, pero en poco tiempo tu pequeño enfrentará la tentación en muchas áreas.

- Tu hijo será tentado a mentir, engañar, calumniar y chismear para verse bien.
- Tu hijo será tentado a manipular y abusar de las relaciones para su progreso personal.
- Tu hijo será tentado a excederse en comida, alcohol y gastos.
- Tu hijo será tentado a ver pornografía y participar en actividades sexuales ilícitas.
- Tu hijo será tentado a usar indebidamente y abusar de los recursos físicos o puestos de autoridad por razones egoístas.

Antes que pierdas las esperanzas porque la vida de tu hijo pueda ser arruinada por el pecado, considera la vida de David y su camino con la tentación. David se menciona por primera vez por su nombre en la Biblia en 1 Samuel 16, donde el profeta Samuel lo llamó de su trabajo cuidando ovejas y lo ungió como Rey sobre Israel. Aunque el Rey del momento no fue removido inmediatamente del cargo, el Espíritu de Dios vino sobre David inmediatamente (1 Samuel 16:13), cambiándolo. La victoria de David sobre el gigante filisteo Goliat poco después puso en marcha su exitosa carrera militar. También inició una relación definida por el conflicto entre el actual Rey Saúl y él mismo.

SEMANA SIES: DÍA DOS

Durante los años siguientes, David creció en popularidad entre la gente. Era el campeón militar de Israel y amigo personal del hijo del Rey. A pesar de los avances sociales de David, Saúl repetidamente intentó atentar contra su vida, alejándolo de su hogar y su familia en busqueda de supervivencia.

La primera tentación significativa que enfrentó David esta registrada en 1 Samuel 24, donde, después de largos períodos de huir de la ira de Saúl, se le presentó a David la oportunidad de vengarse de su enemigo. En esta ocasión, Saúl había entrado en una cueva para hacer sus necesidades y era donde David y sus hombres se estaban escondiendo. En una posición muy vulnerable, Saúl estaba inconscientemente a merced de su enemigo. A pesar que sus compañeros lo alentaron para matar a Saúl en este momento presumiblemente oportuno, David le permitió vivir, afirmando que no levantaría la mano contra "el elegido por el Señor" (1 Samuel 24: 6).

Varios años después, David vivía como el Rey de Israel y Saúl había muerto hace mucho tiempo. En un momento de indiscreción, vio a una mujer "muy atractiva" (2 Samuel 11: 2) bañándose. En lugar de abandonar la situación y tratar de olvidar el encuentro, le preguntó sobre su identidad y la llevó al palacio para tener sexo con ella. Como sucedería, la mujer quedó embarazada. A través de medidas drásticas y astutas, el Rey arregló la muerte de su esposo y tomó a esta mujer como su esposa. Para muchos, esto parecería un fracaso insalvable.

Sin embargo, en 1 Reyes 15:5b se acredita a David porque "había hecho lo recto ante los ojos del Señor, y no se había apartado de nada de lo que Dios le había ordenado durante todos los días de su vida, excepto en el caso de Urías el hitita".

Esto parece un fuerte elogio bíblico para un asesino y un adúltero. ¿Cómo podrían las Escrituras hablar tan bien de David cuando tropezó tanto con estos actos hirientes?

Una consideración importante es el corazón de David. David modeló humildad y arrepentimiento verdadero. Cuando se enfrentó a su pecado, David confesó rápidamente (2 Samuel 12:13) e incluso después de un castigo divino doloroso, David estaba ansioso por adorar (2 Samuel 12:20). Ante la tentación en el fracaso o en la victoria, David siempre regresó a la fuente; fue el Señor quien lo restauró. Fue el Señor quien le respondió. Incluso cuando había caído, reconoció que necesitaba al Señor a pesar de todo.

Al considerar este salmo y las luchas futuras de tu hijo, considera la vida de David y el aliento de este pasaje. En lugar de orar para que tu hijo nunca caiga, ora para que ame al Señor y que cuando experimente el fracaso, busque al Señor para ser restaurado. Ora para que tu hijo también sea un hombre (o mujer) conforme al corazón de Dios.

SEMANA SIES: DÍA DOS

Señor Dios,

Sé que no es posible que (inserte el nombre del niño) nunca tropice, pero Señor, oro para que cuando lo haga, tu seas su gloria y el levantador de su cabeza. Por favor ayúdalo a reconocer su dependencia en ti, que sea cual sean sus fallas, comprenda su necesidad de ti. Por favor, ayúdame a modelar un espíritu humilde, ayúdame a rapidamente confesar mis pecados y siempre ansiosa por acercarme a ti. Gracias porque eres rapido para perdonar y restaurar.

En el nombre de Jesús, Amén.

Día Tres

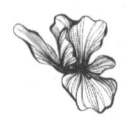

TESTIFICAR: ACCIÓN DE GRACIAS

SALMOS 105:1-5

Den gracias al Señor, invoquen Su nombre; Den a conocer Sus obras entre los pueblos. Cántenle, cántenle; Hablen de todas Sus maravillas. Gloríense en Su santo nombre; Alégrese el corazón de los que buscan al Señor. Busquen al Señor y Su fortaleza; Busquen Su rostro continuamente. Recuerden las maravillas que Él ha hecho, Sus prodigios y los juicios de Su boca.

SEMANA SIES: DÍA TRES

¿Alguna vez has notado que tener un hijo te hace recibir más anécdotas y consejos de los que podrías haber imaginado? Muchas veces, dar la bienvenida a tu bebé también incluye escuchar una serie de historias de nacimiento, problemas de lactancia materna, batallas con insomnio y otras narraciones relevantes a tu nueva etapa de vida. Con frecuencia, estas historias son un medio para que otras personas te aseguren que sobrevivirás en las próximas semanas y meses. Si bien no todas las historias que comparten las mujeres se pueden clasifica como alentadoras, si puedes encontrar fortaleza en el testimonio de otros.

Los teólogos hacen referencia al salmo 105 como un salmo histórico, escrito por el Rey David por la ocasión del regreso del arca del Señor a Jerusalén. Esta gran caja con forma de cofre era muy importante para la nación de Israel porque había albergado los Diez Mandamientos y estaba protegida por el Señor como santa. En este momento de gran celebración, David escribe este salmo como un testimonio de la grandeza y la fidelidad de Dios. En estos versículos iniciales, David anima a la audiencia a testificar sobre la bondad del Señor al recordar el testimonio de la nación. Continúa contando varios eventos importantes en la historia de Israel que el Señor claramente permitió el bien de su pueblo.

En este Salmo vemos un patrón simple: recordar conduce a la adoración, la adoración conduce al gozo. Se nos dice que demos a conocer Sus obras (v.1).

MAMÁ QUE REDIME

Debemos cantarle y cantarle, permitiendo que el recuerdo de la bondad del Señor nos estimule a adorar (v. 2). Como aquellos que buscan al Señor, nosotros también debemos regocijarnos (v. 3).

Pensar en lo que el Señor ha hecho en nuestras vidas debería ser una motivación para que nuestros corazones esten felices.

¿Cuál es el beneficio de hablar a menudo de la bondad del Señor en nuestras vidas? Un resultado significativo es que nuestro testimonio se vivirá frente a nuestros hijos. Quizás no vienes de un origen cristiano. ¡Una razón más para compartir la grandeza del Señor!

Uno de los seguidores más influyentes de Jesús en la iglesia primitiva, el ayudante del apóstol Pablo llamado Timoteo, provenía de una familia de etnia mixta y presuntamente religión mixta (Hechos 16:1). Sin embargo, Pablo elogia a este joven por su fe; fe que Pablo identificó en la abuela de Timoteo, Loida, en su madre Eunice, y también en él (2 Timoteo 1:5). ¡Qué legado de fe establecieron estas mujeres al testificar del Señor a su familia! A través del testimonio fiel de estas damas, Timoteo puedo ver el modelo de piedad que sentó las bases para toda una vida de ministerio. Timoteo fue inmortalizado en las Escrituras por su carácter y servicio al Señor, y su madre y su abuela también fueron recordadas por su fe.

Las Escrituras nos alientan a dar gracias al Señor no

SEMANA SIES: DÍA TRES

solo para testificar a los demás, sino porque es la voluntad de Dios para nosotros (1 Tesalonicenses 5:18), porque es agradable al Señor y es apropiado para todo lo que Él ha hecho por nosotros (Hebreos 12:28).

Adelante. Habla de lo que el Señor ha hecho. Cuenta las historias que lo alaben. Únete al salmista y dale gracias al Señor, dando a conocer sus logros. Cántale. Recuerda. Adora. Experimenta el gozo. Testifica de la bondad del Señor para tu familia y para el mundo.

Querido Señor,

Tu bondad para mí es desbordante, y estoy abrumada con tu grandeza. Gracias por las formas en que has aparecido en mi vida cuando realmente te necesitaba. Gracias por la vida que me has dado. Gracias por mostrarme la realidad de quién eres. Gracias por las situaciones a las que me has llevado y por las cosas que me has sanado. Por favor permíteme testificar de tu grandeza frente a (inserte el nombre del niño) para que también puedan conocer tu fuerza y poder. Que mi testimonio te traiga mucha alegría y gloria.

En tu nombre oro, Amén.

Día Cuatro

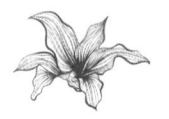

LASTIMADA: CONFESIÓN

SALMOS 19:1-4A, 7, 12-14

Los cielos proclaman la gloria de Dios, Y el firmamento anuncia la obra de Sus manos. Un día transmite el mensaje al otro día, Y una noche a la otra noche revela sabiduría. No hay mensaje, no hay palabras; No se oye su voz. Pero por toda la tierra salió su voz, Y hasta los confines del mundo sus palabras. La ley del Señor es perfecta, que restaura el alma; El testimonio del Señor es seguro, que hace sabio al sencillo. ¿Quién puede discernir sus propios errores? Absuélveme de los que me son ocultos. Guarda también a Tu siervo de pecados de soberbia; Que no se enseñoreen de mí. Entonces seré íntegro, Y seré absuelto de gran transgresión. Sean gratas las palabras de mi boca y la meditación de mi corazón delante de Ti, Oh Señor, roca mía y Redentor mío.

¿Alguna vez has mirado a tu pequeño y te has arrepentido de tenerlo? Parece una idea horrible admitirlo, pero si aún no lo has pensado, es muy posible que lo hagas. Quizás después de una noche sin dormir. Quizás cuando te das cuenta de que tus amigos están haciendo algo divertido y tu estás alimentando a un bebé inquieto. Quizás cuando te miras al espejo y te das cuenta de que las libras que aumentaste en el embarazo no han "caído". Nuestros corazones están llenos de maldad, y nuestra naturaleza pecaminosa aparece en los lugares más impactantes. Como madres, es fácil mirar a nuestros pequeños y culparlos de nuestras nuevas libertades limitadas, círculos sociales cambiados o cuerpos modificados desagradablemente. Puede ser fácil, pero no es saludable para nosotros ni para nuestro hijo.

El Salmo 19 testifica bellamente las maravillas de la creación de Dios. La revelación natural anuncia las alabanzas del Señor. Los cielos hablan de Su obra. El salmista destaca cómo la puesta de sol refleja la gloria de Dios. El sol carmesí, bañado en las brasas de color malva de la noche canta que el Señor es creativo y poderoso. Toda la vida se regocija en su Creador. Posiblemente hayas experimentado esta belleza viendo una puesta de sol y celebrado la gloria de la creación.

En su primera epístola a la iglesia de Corinto, Pablo anima a sus lectores cuando dice:

No les ha sobrevenido ninguna tentación que no sea

común a los hombres. Fiel es Dios, que no permitirá que ustedes sean tentados más allá de lo que pueden soportar, sino que con la tentación proveerá también la vía de escape, a fin de que puedan resistirla (1 Corintios 10:13).

Pablo reconoce la real presencia de pruebas en nuestra vida cotidiana. Él, más que nadie, entendió las pruebas de desánimo, derrota y aislamiento. Sin embargo, en su carta a la iglesia en Corinto, alentó a los creyentes a saber que sus pruebas no eran poco común. Debido al poder de Dios, tampoco eran inconquistables.

¿Qué tiene que ver el ánimo de Pablo y el comentario del salmista sobre la revelación natural con una mente herida? Ambos se centran en la adoración. Cuando nos enfocamos en los atributos de Dios, la belleza de Su creación, la maravilla de Su poder revelado en los milagros cotidianos, podemos alinear nuestros pensamientos con los suyos y encontrar una forma de escapar de nuestros deseos pecaminosos.

Entonces, ¿cómo funciona esto prácticamente? Quizás te encuentres en algun momento enojada con tu hijo por mantenerte despierta toda la noche. Si esto sucede, adora al Señor por la belleza del cielo nocturno que Él creó y que te ha permitido disfrutar. Tómate el tiempo para ver las constelaciones, contempla las condiciones perfectas de este clima y alaba al Señor por su creatividad y diseño (Salmos 8:4-8).

Si te encuentras culpando a tu hijo por tu aparente falta

SEMANA SIES: DÍA CUATRO

de importancia, adora al Señor quien se humilló para convertirse en bebé y se sometió a la humillación de la humanidad por nuestra redención eterna (2 Corintios 5:21). Agradece al Señor que tu hijo es un recordatorio del amor que Dios tiene por nosotros.

Si estás desanimada por tus nuevas estrías y piel flácida y quieres culpar a tu bebé por tus desagradables cambios físicos, dale gracias al Señor porque esta vida no es lo que esperamos! Adora al Señor que Él ha provisto esperanza eterna para tu cuerpo que se desvanece y ora por un corazón que realmente tema al Señor (Proverbios 31:30).

Adorar es una elección; es una oportunidad para entrar en el lugar del trono de Dios y alinear nuestros corazones con el Rey. Pero al hacerlo, Sus pensamientos se vuelven nuestros. Nuestros motivos se acercan a igualar Sus deseos. Nuestros pecados son expuestos y sanados. Cuando identifiques los malos pensamientos que surgen, úsalos como motivadores para adorar. Alaba al Señor porque tiene control sobre tus circunstancias y tu mente. Alabale y luego buscale a Él para la liberación de tu mente herida.

Oh Señor,

Sé que en mí y fuera de ti, mis pensamientos son malos y pecaminosos. Pero te alabo porque eres soberano sobre mi mente y mis pensamientos. Gracias porque me creaste y me diste vida. Gracias por mi hijo, y gracias por (inserte su frustración) porque sé que esta situación me está haciendo ver tu control sobre mi vida. Gracias por tu amor por mí, que a pesar de mi egoísmo y a pesar de mi humanidad, me amaste y enviaste a tu propio Hijo a morir por mí. No merezco este amor tan maravilloso, pero te agradezco por dármelo. Eres tan bueno y tan bondadoso conmigo.

Por favor rescátame hoy, de mi corazón y mi mente caida.

En el nombre de Jesús, Amén.

Día Cinco

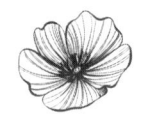

HABITAR: ADORACIÓN

SALMOS 91:1-4, 11-12

El que habita al amparo del Altísimo Morará a la sombra del Omnipotente. Diré yo al Señor: «Refugio mío y fortaleza mía, Mi Dios, en quien confío». Porque Él te libra del lazo del cazador Y de la pestilencia mortal. Con Sus plumas te cubre, Y bajo Sus alas hallas refugio; Escudo y baluarte es Su fidelidad. Pues Él dará órdenes a Sus ángeles acerca de ti, Para que te guarden en todos tus caminos. En sus manos te llevarán, Para que tu pie no tropiece en piedra.

Teniendo, pues, un gran Sumo Sacerdote que trascendió los cielos, Jesús, el Hijo de Dios, retengamos nuestra fe. Porque no tenemos un Sumo Sacerdote que no pueda compadecerse de nuestras flaquezas, sino Uno que ha sido tentado en todo como nosotros, pero sin pecado (Hebreos 4:14-15).

Cuando quedé embarazada de nuestro segundo hijo, me di cuenta, para mi disgusto, que los pequeños no te dan un descanso solo porque estes enferma. Las náuseas matutinas esta segunda vez incluyeron tratar de mantener al niño y al perro fuera del baño para que yo pudiese vomitar en soledad. Aprendí que vomitar sola es un lujo más que una necesidad. Si tienes en brazo a tu segundo, tercero o cuarto, probablemente puedas relacionarte.

Independientemente que si acabas de tener tu primer hijo o tu quinto hijo, es probable que estés aprendiendo que tus desafíos y contratiempos personales tampoco pasan a un segundo plano solo porque tienes un bebé. Tus antojos carnales siguen siendo tan reales como lo eran antes de que agregaras mamá, a tu lista de descripciones de trabajo. Si esta es una realización abrumadora que te ha dejado frustrada y desanimada, este salmo es un lugar de gran aliento.

Curiosamente, este salmo no aparece solamente una vez en la Biblia, los versículos 11 y 12 se mencionan en Mateo 4:6 y Lucas 4:10-11 por satanás en su tentación de Jesús.

SEMANA SIES: DÍA CINCO

En este contexto, Satanás le pide a Jesús que se pruebe como el Hijo de Hombre, lanzandose abajo, declarando que los ángeles lo protegerían y evitarían que se lastimara. Claramente, este era un esquema de parte de satanás para distraer a Jesús de su verdadera obra y misión, y Jesús usó las Escrituras para aclarar la aplicación errónea de este pasaje por parte de satanás. Este es un pasaje que ofrece esperanza para aquellos que viven bajo el refugio del Señor, en lugar de una garantía de protección física eterna.

Entonces, ¿cómo podemos nosotras, como madres, experimentar la protección y refugio mencionados en este pasaje? ¿Cómo podemos conocer Su intervención en nuestras vidas como parece ser prometida por estos versículos? A medida que observamos nuestras tentaciones y luchas personales, somos sabios al considerar el modelo que Jesús nos establece al ser tentado victoriosamente. Las Escrituras dicen que fue tentado "Uno que ha sido tentado en todo como nosotros, pero sin pecado" (Hebreos 4:15b). Claramente, esta tentación de satanás no fue el único evento que desafió a Jesús a permanecer justo. ¿Cómo entonces, Jesús soportó bien la tentación? Él vivia en el refugio del Soberano. Él residía en la sombra protectora del Rey Poderoso.

Cuando fue tentado, Jesús respondió con las Escrituras. Conocía las Escrituras y pudo citarlas de memoria como un medio para fortalecerse contra la tentación.

Cuando Él estaba en medio del ministerio o enfrentando una situación difícil, se retiraba y oraba (Mateo 26:36, Lucas 5:16). Jesús modeló un estilo de vida bajo el abrigo del Señor, no solo en tiempos de caos, sino todos los días.

A medida que cuides a tu precioso pequeño, considera los pasos que necesitas para vivir bajo el refugio de Aquel que promete protegerte. Tómate el tiempo para habitar en su presencia hoy y todos los días.

Soberano Padre y Rey Todopoderoso,

Señor, sé que no habito en tu presencia como debería, que no saco de tu fuerza como podría. Muy a menudo me alejo y solo vengo a ti en momentos de necesidad. Muchas gracias por ser el Soberano. Eres el Rey Poderoso. Eres más que capaz de manejar todos mis desafíos y fracasos como madre y como persona. Te alabo y te agradezco por quien eres y te pido que me mantengas constantemente consciente de mi necesidad por ti.

En el nombre de Jesús, Amén.

Día Seis

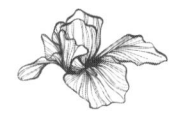

LLAMADA: ADORACIÓN

SALMOS 8:1-9

¡Oh Señor, Señor nuestro, Cuán glorioso es Tu nombre en toda la tierra, Que has desplegado Tu gloria sobre los cielos! Por boca de los infantes y de los niños de pecho has establecido Tu fortaleza, Por causa de Tus adversarios, Para hacer cesar al enemigo y al vengativo. Cuando veo Tus cielos, obra de Tus dedos, La luna y las estrellas que Tú has establecido, Digo: ¿Qué es el hombre para que te acuerdes de él, Y el hijo del hombre para que lo cuides[a]? ¡Sin embargo, lo has hecho un poco menor que los ángeles, Y lo coronas de gloria y majestad! Tú le haces señorear sobre las obras de Tus manos; Todo lo has puesto bajo sus pies: Todas las ovejas y los bueyes, Y también las bestias del campo, Las aves de los cielos y los peces del mar, Cuanto atraviesa las sendas de los mares.

MAMÁ QUE REDIME

¡Oh Señor, Señor nuestro, Cuán glorioso es Tu nombre en toda la tierra!

En una cultura que fomenta fuertemente el "tiempo personal" y el "autocuidado", las madres son alimentadas de la mentira, que nuestra mejor vida comienza cuando nuestro hijo ya no es nuestra preocupación. La hora de la siesta se convierte en una oportunidad para beber o pasar horas sin pensar en las redes sociales. Los maratones televisivos se convierten en una especie de terapia. Se lleva a los niños de una actividad a otra en un frenesí apresurado para que las madres puedan tener el tiempo adecuado para actividades "adultas".

Esto no es en modo alguno una crítica al tomar medidas legítimas para descansar físicamente o para recargarse emocional y espiritualmente. Sin embargo, en nuestra sociedad egocéntrica, es demasiado fácil perder el foco de la verdadera vocación de ser madre. No solo se nos pide que mantengamos a un niño vivo y fuera de un centro de detención juvenil. Esta visión de la maternidad es lo que mi esposo llamaría "la niñera eterna". Es de valor eterno que veas que tu trabajo como madre es una verdadera vocación, con serias expectativas y recompensas eternas.

Vemos en las Escrituras que tu pequeño fue creado a imagen de Dios (Génesis 1:26-27, Génesis 9:6). Como se enseña en el Salmo 8, tu pequeño fue creado para

SEMANA SIES: DÍA SEIS

la gloria de Dios. Como madre, tu eres responsable de ayudarlo a comprender que su vida tiene una misión, un propósito y un valor. Para hacer eso, debes estar dispuesta a comprometerte con la maternidad a tiempo completo. Esto no requiere que pases todo el día con tu hijo, pero sí requiere de una paternidad con propósito. Debes reconocer que tu llamado tiene valor y que el tiempo es limitado para llevarlo a cabo. Debes redimir tu tiempo a través de la oración persistente y la aplicación precisa de la Palabra.

El Salmo 8 se enfoca en la gloria de Dios a como se revela en la creación. A medida que el mundo natural anuncia la verdad de un diseñador inteligente, algunos de los cantantes principales son nuestros pequeños. El escritor se maravilla del honor y dignidad con la que el Señor ha coronado a la humanidad. Se nos da la atención del Señor. Se nos da dominio sobre la tierra. Se nos otorga honor y majestad. Desde este lugar de privilegio, el Señor busca a nuestros pequeños para que le den sus alabanzas.

Reconocer estas verdades debería guiar la forma en que hablamos de nuestros hijos y como le hablamos a nuestros hijos y cómo vemos nuestra responsabilidad como madres.

Cuando hablamos de nuestros hijos, debemos estar protegidos contra el discurso negativo y difamatorio. Con el conocimiento de que el Señor les ha dado valor

(Mateo 19:14), debemos tener cuidado de no quejarnos de nuestros hijos (Filipenses 2:14) o provocarles enojo (Efesios 6:4). Cuando hablamos con nuestros hijos, debemos señalarles la verdad de que fueron creados para glorificar a Dios. A través de su disciplina, trabajo duro y carácter, nuestros hijos tienen la oportunidad de glorificar a Dios. A medida que los criamos, debemos buscar y aprovechar las oportunidades para mostrarles la importancia de la adoración diaria a través de sus acciones.

Nuestra realización, de nuestro llamado divino debería traer urgencia a nuestro papel como padres. Tu papel como madre tambien incluye ayudar a tu hijo a identificar y cumplir su misión dada por Dios. Si creemos que nuestro Dios es magnífico y que Él merece alabanzas, debemos enseñar a nuestros hijos y modelar la adoración que El espera.

SEMANA SIES: DÍA SEIS

Querido Señor Dios

Gracias por el valor inestimable que le das a mi hijo y a mí. Gracias por haber creado a mi hijo con un propósito. Señor, oro para que mientras crío a (inserte el nombre del niño) intente hacer de cada oportunidad un megáfono para tu grandeza. Te alabo por tu bondad hacia nosotros como personas y que nos das honor y majestad. Eres tan bueno y misericordioso con nosotros.

Por favor, ayúdame a redimir mi tiempo y ver el valor que has puesto en mi vida como madre. Gracias padre por tu amor por mí.

En el nombre de Jesús, Amén.

Día Siete

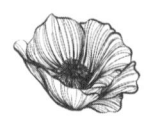

LEGADO: SÚPLICA

SALMOS 145:3-18

Grande es el Señor, y digno de ser alabado en gran manera, y Su grandeza es inescrutable. Una generación alabará Tus obras a otra generación, y anunciará tus hechos poderosos. En el glorioso esplendor de Tu majestad, Y en Tus obras maravillosas meditaré. Los hombres hablarán del poder de Tus hechos portentosos, y yo contaré Tu grandeza. Ellos proclamarán con entusiasmo la memoria de Tu mucha bondad, y cantarán con gozo de Tu justicia. Clemente y compasivo es el Señor, Lento para la ira y grande en misericordia. El Señor es bueno para con todos, Y su compasión, sobre todas Sus obras. Señor, Tus obras todas te darán gracias, Y Tus santos te bendecirán. La gloria de Tu reino dirán, Y hablarán de Tu poder, Para dar a conocer a los hijos de los hombres Tus hechos poderosos y la gloria de la majestad de Tu reino. Tu reino es reino por todos los siglos, y Tu dominio permanece por todas las generaciones. El Señor sostiene a todos los que caen, y levanta a todos los oprimidos. A Ti miran los ojos de todos, Y a su tiempo Tú les das su alimento. Abres Tu mano, Y sacias el deseo de todo ser viviente. Justo es el Señor en todos Sus caminos,Y bondadoso en todos Sus hechos. El Señor está cerca de todos los que lo invocan,De todos los que lo invocan en verdad.

¿Alguna vez imaginaste la graduación de tu hijo? Puede parecer a años luz de distancia, pero considerar el futuro tiene una enorme influencia en el presente.

- ¿Qué cicatrices tendrán?
- ¿Qué éxitos llevarán como distintivos de honor?
- ¿Cómo lucirán ellos?
- Mientras caminan, ¿se encontrarán con tu mirada con confianza y orgullo?
- ¿Serán condenados por sus creencias y moral?

Aunque es imposible dictar el futuro de tu hijo, tus oraciones tendrán un impacto en la trayectoria establecida para la vida de tu hijo. Tus creencias de quién es Dios también causarán una impresión duradera en sus vidas.

MAMÁ QUE REDIME

En este salmo, el escritor celebra la belleza de la adoración continua, tanto en la vida personal del creyente como a lo largo de las generaciones. La razón de esta adoración se basa en la creencia inquebrantable de que el Señor es digno de alabanza. El escritor es íntimamente consciente de los atributos de Dios; él conoce la grandeza del Señor. Está convencido de que todo honor pertenece al Señor. Mientras medita en el carácter de Dios, él es llevado a la adoración.

Este salmo delinea una verdad importante: la verdadera adoración se centra en el carácter de Dios y alabandole por quien es. Mientras muchas canciones basadas en la fe se enfocan en cómo Dios nos hace sentir, la adoración contrasta con nuestros sentimientos o deseos. La adoración es una respuesta que ocurre cuando vemos al Señor y reconocemos nuestra indignidad. Cuando nos damos cuenta de que Dios es infinitamente más grande, más santo, más fuerte y más justo que nosotros, nos vemos obligados a caer a Sus pies en adoración (Mateo 2:11, Apocalipsis 1:17, Apocalipsis 4: 10-11).

Al considerar el legado piadoso que deseas dejar a tus hijos, considera cómo adoras. ¿Reconoces completamente lo diferente que es el Señor de ti? ¿Estás asombrada de Su bondad? Entonces, díle a tus hijos (Deuteronomio 11:18-19).

¿Temes al Señor? ¿Buscas sabiduría para ser agregada a la vida de tu hijo? Entonces enséñale a tu hijo que el

Señor debe ser temido (Proverbios 9:10-11). Además de las palabras, deja que tu vida hable de la bondad de Dios. Deja que tu adoración inspire confianza en el Señor, Él si te oye y si te escucha.

- El Señor es grandioso, así que ven a Él con tus debilidades y pide Su fortaleza.
- El Señor es digno de alabanza, así que alábalo cuando te lleve a través de una temporada oscura.
- El Señor es misericordioso, así que confiesale tus fallas y confía en que Él te dará un nuevo comienzo.
- El Señor apoya a los que caen, por lo tanto, humíllate ante Él y busca Su restauración.

Deja que este salmo te recuerde el legado que buscas para que tus hijos lleven. Mientras crías a tu pequeño, concéntrate en tu objetivo, tu premio. Prepara el camino para tu hijo como una guerrera de oración. Este es el legado que puedes dejar a tus hijos.

Por tanto, tengan cuidado cómo andan; no como insensatos sino como sabios, aprovechando bien el tiempo, porque los días son malos (Efesios 5:15-16).

A medida que continúes en este viaje de maternidad, ten en cuenta la urgencia de tu llamado. Tu misión es valiosa. Las oraciones que ofreces al Señor por tu hijo tienen un enorme peso y valor.

MAMÁ QUE REDIME

Aprovecha al máximo esta oportunidad.
Tu tiempo es corto, mamá. Redimelo.

Querido Señor Dios,

Gracias por la forma en que te has revelado en las Escrituras, especialmente en los Salmos. Por favor, ayúdame a adorarte por lo que eres y verte en una luz adecuada. Oro para ser fiel en servir a mi hijo(s) como guerrera de oración; por favor equípame para esta tarea. Por favor, recuérdenme a menudo que los días son malos y que mi llamado es urgente. Oro para que nuestro hogar sea uno de adoración generacional, que una generación alabe tu nombre a otra.

Gracias Padre, por este increíble regalo que me has dado en este niño. Te agradezco y te alabo.

¿Ahora qué?

Es mi sincera oración que si has llegado al final de este viaje de seis semanas, te hayas comprometido a crecer en los hábitos de oración y tiempo en la Palabra. Sin embargo, este es un estilo de vida, que no se puede completar en un solo programa o plan. Espero que este libro te haya dado algunas ideas sobre cómo usar las Escrituras para elaborar oraciones por tu hijo.

A medida que has trabajado a través de los salmos seleccionados, espero que hayas comenzado a ver la naturaleza y el carácter de Dios en una luz más rica y plena. Al orar estas oraciones, espero que te hayas animado a escribir las tuyas, agregando tus propias alabanzas y adoración al considerar lo grandioso que es nuestro Dios.

Espero que te des cuenta de lo valiosas que son tus oraciones. Mi deseo es verte a ti, a mí y a todo un ejército de mamás levantarse y luchar por nuestros hijos cayendo en nuestras rodillas.

Oro para que tengas una visión de lo que esto podría significar para tu hijo y tu futuro.

MAMÁ QUE REDIME

¿Y ahora que? Ahora sigue adelante.

No debemos ser simplemente madres; debemos ser madres que redimen el tiempo. Tu batalla para redimir el tiempo no se detiene con este libro o con el destete de tu hijo o incluso cuando deje tu hogar. Eres su guerrera de oración de toda la vida. Tu responsabilidad es grande.

Así es tu Dios.

Es en Su fortaleza que puedes lograr esta tarea de criar a tu pequeño. Entonces, en la fuerza que Él proporciona, y en la confianza de que tu trabajo no es en vano, continúa con tu buen y hermoso trabajo.

Notas Finales

SEMANA UNO: DÍA CINCO
Información sobre el tema del desarrollo del niño y caminar.

Wang, Judy. "Cómo Alentar los Primeros Pasos del Bebé." Web.

https://nspt4kids.com/parenting/how-to-encourage-babys-first-steps-north-shore-pedíatric-therapy

SEMANA UNO: DÍA SEIS
La información sobre el río Mississippi.

"Hechos del Rio Mississippi." Noviembre 24, 2018. Web. https://www.nps.gov/miss/riverfacts.htm

SEMANA DOS: DÍA SIETE
La cita de A. W. Tozer fue tomada de:

Tozer, A.W. *El Conocimiento del Dios Santo: Los Atributos de Dios, Su significado en la vida cristiana.* New York: Harper, 1961. Impresión.

SEMANA TRES: DÍA DOS

El himno al que se hace referencia en este capítulo se acredita a la siguiente fuente:

Joseph Scriven. "¡Oh que Amigo nos es Cristo!" 1855.

SEMANA TRES: DÍA TRES
La historia de Josh Crary.

James, Steve. "Corriend a ciegas: 40 corredores ciegos compiten en el maraton de Boston" *Today*. Abril 15, 2013. Web.

https://www.today.com/health/running-blind-40-sight-less-runners-competing-boston-marathon-1C9347529

SEMANA CUATRO: DÍA UNO
Información sobre los temores más comunes que tienen los estadounidenses.

"Lo que más temen los Estadounidenses." *Health Day*. Octubre 19, 2018. Web. https://consumer.healthday.com/mental-health-information-25/fears-and-phobias-health-news-304/what-americans-fear-most-738778.html

SEMANA CUATRO: DÍA DOS
Información de apoyo para la sinopsis de E. Nesbit's libros de niños. "Cinco niños y esto: Resumen de la Trama." *Wikipedía*. Agosto 6, 2019. Web. https://en.wikipedía.org/wiki/Five_Children_and_It

NOTAS FINALES

SEMANA CUATRO: DÍA TRES
Cita acerca del valor del díamante puede ser encontrada en el siguiente articulo.

"Qué es una inclusión en el Díamante?" *Brilliance*. Web.

https://www.brilliance.com/díamonds/what-are-inclusions-on-díamonds

Información acerca del mariscal de campo comprometido. Frey, Kaitlyn. Todo acerca de 'Internamente sin Imperfecciones' 7.25 quilates Anillo de Compromiso que Tim Tebow le dio a su Prometida. *Yahoo.com*. Enero 11, 2019. Web.

https://www.yahoo.com/entertainment/apos-internally-flawless-apos-7-151116544.html

SEMANA CUATRO: DÍA CUATRO
En este capitulo, la referencia realizada al libro del *Señor de los Anillos* puede ser encontrada en el siguiente trabajo:

Tolkien, J.R.R. *El Regreso del Rey*. Nueva York: Compañía Houghton Mifflin, 1994. Impresión.

SEMANA CUATRO: DÍA CINCO
Articulo acerca de las reflecciones de Joni Earekson Tada pueden ser encontradas según la siguiente información:

Tada, Joni Earekson. "Reflexiones sobre el 50 Aniversario de mi Accidente de Buceo." *The Gospel Coalition*. July

30, 2017. Web.

https://www.thegospelcoalition.org/article/reflections-on-50th-anniversary-of-my-diving-accident/

SEMANA CINCO: DÍA CUATRO

Estadisticas acerca de la Iglesia Norteamericana se encuentran en los dos siguientes articulos:

"7 Hechos Sorprendentes: Una Mirada de cerca a la Asistencia a la Iglesia en Estados Unidos." *Revista Outreach*. Abril 10, 2018. Web.

https://churchleaders.com/pastors/pastor-articles/139575-7-startling-facts-an-up-close-look-at-church-attendance-in-america.html

"El Estado de la Iglesia 2016." *Barna*. Septiembre 15, 2016. Web.

https://www.barna.com/research/state-church-2016/

Aportaciones adicionales para este capítulo recibidas del siguiente trabajo:

McGee, J. Vernon. "Isaías 6:1" A traves de la Biblia.

https://www.blueletterbible.org/audio_video/popPlayer.cfm?id=6082&rel=mcgee_j_vernon/Isa

SEMANA CINCO: DÍA SEIS

Información sobre los deberes del Presidente de los Estados Unidos se tomo referencia del siguiente artículo.

NOTAS FINALES

"Cuales son algunos deberes del Presidente de los Estados Unidos?" *Referencia.* Web. https://www.reference.com/government-politics/duties-president-united-states-d19e5bff379fed67

SEMANA SEIS: DÍA UNO
Información pertinente al trabajo de Wycliffe Bible

Los traductores que se presentan en este capítulo se pueden ubicar en el siguiente lugar: "Nuestro Impacto." *Wycliffe.* Web. https://www.wycliffe.org.uk/about/our-impact/

Información y cifras compiladas dentro de la Alianza Global de Wycliffe a las que se puede hacer referencia en http://www.wycliffe.net/es/

SEMANA SEIS: DÍA SEIS
Información contribuyente para comprender el pasaje de este capítulo se encontró en la siguiente ubicación.

McGee, J. Vernon. "Salmos 8:1-3." A traves de la Biblia https://www.blueletterbible.org/audio_video/popPlayer.cfm?id=5464&rel=mcgee_j_vernon/Psa